161

INFLUENCE DE L'ESTOMAC
et du régime alimentaire
SUR
L'ÉTAT MENTAL
ET LES
FONCTIONS PSYCHIQUES

PAR

Le Dr Lucien PRON
ANCIEN EXTERNE DES HOPITAUX DE PARIS

LIBRAIRIE MÉDICALE ET SCIENTIFIQUE
JULES ROUSSET
PARIS. — 36, Rue Serpente. — PARIS
(EN FACE LA FACULTÉ DE MÉDECINE)

1901

INFLUENCE
DE L'ESTOMAC
ET DU RÉGIME ALIMENTAIRE

SUR

l'état mental et les fonctions psychiques

INFLUENCE
DE L'ESTOMAC
et du régime alimentaire
SUR
L'ÉTAT MENTAL
ET LES
FONCTIONS PSYCHIQUES

PAR

Le Dr Lucien PRON
ANCIEN EXTERNE DES HOPITAUX DE PARIS

LIBRAIRIE MÉDICALE ET SCIENTIFIQUE
JULES ROUSSET
PARIS. — 36, Rue Serpente. — PARIS
(EN FACE LA FACULTÉ DE MÉDECINE)

1901

INTRODUCTION

Il est certes banal de dire que les dyspeptiques sont grincheux, tristes et irascibles ; aussi, notre but, en écrivant ce travail, n'a-t-il pas été seulement de rappeler ce fait et d'apporter quelques observations nouvelles.

Nous avons voulu montrer, d'une part, toute l'importance que l'estomac est susceptible d'acquérir dans la production de certains symptômes morbides mentaux, et d'autre part, l'influence que le régime alimentaire exerce sur le caractère et la tournure d'esprit des individus et des peuples.

La première partie de cette étude est consacrée au rôle de l'alimentation, après quelques considérations historiques et anatomiques ; la seconde, à l'exposé et à la pathogénie des troubles psychiques engendrés par la dyspepsie. Nous avons cru aussi utile, pour clore notre sujet, de consacrer quelques paragraphes au traitement de cette affection.

PREMIÈRE PARTIE

CHAPITRE I

Historique

Les premiers médecins, observateurs attentifs, connaissaient déjà l'influence que peuvent exercer à distance les organes malades et ils avaient vu les rapports qui existent entre le tube digestif et le cerveau. Certains philosophes même localisaient l'âme dans la région de l'estomac.

Hippocrate (460 av. J. C.), promoteur de la doctrine des sympathies physiologiques, morbides et curatives, considère le corps humain comme un tout harmonique dont les parties se tiennent sous une dépendance mutuelle et dont tous les actes sont solidaires les uns des autres. Les diverses régions de l'organisme, quel que soit le siège primitif du mal, se le communiquent de l'une à l'autre : « le ventre à la tête, la tête au ventre, aux chairs et ainsi du reste. »

Hippocrate admet que l'estomac et l'intestin, dérangés dans leurs fonctions, produisent souvent l'hypochondrie et même l'aliénation mentale : « Ceux que l'atrabile tourmente tombent dans les maladies, toutes les fois que le sang est surmonté par la bile et par la pituite ; ils perdent alors la connaissance, ils deviennent maniaques (1). On sent des douleurs si fortes au diaphragme qu'on ne peut souffrir d'y être touché. On a un grand feu, on tombe dans le délire, le regard est fixe. »

Il considère les rêves comme étant sous la dépendance du tube digestif ou de ses annexes et il conseille la diète.

Arétée adopte entièrement la doctrine des sympathies morbides d'Hippocrate ; il mentionne l'influence de la diète ou de l'usage d'aliments indigestes sur le cerveau ; inversement, il parle de l'action néfaste exercée sur les voies digestives par un excès de travail intellectuel.

Pour lui, le cardia ou orifice supérieur de l'estomac est « le promoteur de la gaieté ou de la tristesse; placé comme exprès dans le voisinage du cœur, c'est lui qui donne le ton, le courage ou l'abattement, par l'influence qu'il exerce sur l'âme et c'est là sa principale faculté. »

Et plus loin : « Si la bile noire remonte vers l'orifice de l'estomac et aux environs des hypochondres, elle engendre la mélancolie ; car alors elle cause des flatulences par en haut et des éructations fétides d'une odeur de poisson pourri et inférieurement des vents qui sortent avec beaucoup de bruit, en même temps qu'elle affecte et aliène l'esprit. C'est pour cette raison que les anciens appelaient indifféremment mélancoliques ou venteux ceux qui sont attaqués de cette maladie.

« Pendant que le mal réside dans les hypochondres et

(1) Tome III, livre I, p. 107.

que sa cause n'agit qu'aux environs du diaphragme, que la bile a une libre sortie par en haut et par en bas, le malade reste simplement mélancolique ; mais si cette cause agit sympathiquement sur le cerveau, l'excès de tristesse se change en une joie et des ris immodérés qui durent une partie de la vie. » (Traduction Dr Renaud ; p. 84.)

Dans le traitement de la mélancolie, Arétée conseille des épithèmes stomachiques composés de nard, mastic, aloès, acacia et suc de coings, et, contre la phrénésie ou manie fébrile, des bouillies, des crêmes, des fruits cuits, du poisson, des pieds d'animaux ou de volaille bouillis et des cataplasmes sur la région précordiale et sur le ventre.

Dioclès accusait l'estomac de produire l'hypochondrie.

Pour *Platon* (428-347 av. J.-C.) l'âme immortelle siège dans le cerveau ; mais, à côté d'elle, il y a une âme moins noble et mortelle, à laquelle les dieux donnèrent comme habitation certains organes. Sa partie virile et courageuse fut placée dans le cœur, tandis que « la partie qui demande des aliments et des breuvages a été mise dans l'intervalle qui sépare le diaphragme du nombril et les dieux l'ont étendue dans cette région, comme dans un ratelier, pour que, sans cesse occupée à ce ratelier et aussi éloignée que cela se pouvait du siège du gouvernement, elle causât le moins de trouble et fit le moins de bruit possible et laissât le maître délibérer en paix sur les intérêts communs » (1). Platon la compare à un monstre à mille têtes.

De même, le pythagoricien *Philolaüs* avait déjà distingué avant Platon une âme, « principe de l'enracinement

(1) Timée. — Trad. Cousin.

et de la germination », qui siégeait autour du nombril.

Galien (131 ap. J.-C) a étudié d'une façon complète la question des rapports du physique et du moral dans un traité qui a pour titre : *Que les mœurs sont la conséquence des tempéraments du corps.*

Il connaissait les rapports anatomiques qui existent entre le cerveau et l'estomac, puisqu'il parle « de la grandeur des nerfs qui, de l'encéphale, aboutissent à l'orifice de l'estomac », et qui, selon lui, donnent à ce viscère une sensibilité supérieure à celle de toutes les autres parties du corps.

Tout en attribuant à l'âme une certaine puissance, il reconnait qu'elle subit l'influence du corps et il n'hésite pas à placer dans le bas-ventre et l'estomac le lieu d'origine de la mélancolie. « Ventris torpor omnium confusio. Oritus alius a ventriculo morbus, qui ab aliis melancholicus, ab aliis flatuosus nominatur ». (*De locis affectis* ; lib 3, cap 7). Il décrit les symptômes gastriques et psychiques de l'hypochondrie, il mentionne les idées de crainte et de tristesse et il cite plusieurs exemples d'individus atteints de maladie de l'estomac et dont les fonctions cérébrales étaient fortement atteintes ; l'un, se croyant fait de coquilles, évitait tous les passants, dans la crainte d'être broyé ; l'autre, voyant chanter les coqs en battant de l'aile, imitait le cri de ces animaux, en se frappant les côtés avec ses coudes ; enfin, un troisième craignait qu'Atlas, portant le Monde sur ses robustes épaules, ne vînt à se fatiguer et ne fût écrasé, en même temps que tout le genre humain. (Trad. Daremberg ; t.II.)

Pour lui, le sang qui irrigue l'encéphale est souillé par

l'atrabile ou bien le cerveau est atteint par sympathie et alors c'est. un pneuma qui établit la communication morbide.

Vallésius, dans ses commentaires de Galien, s'exprime ainsi : « Hypochondriorum enim aut ventris cura erit habenda, capitis nulla. »

Oribase (IVe siècle), fut un compilateur intelligent auquel ses contemporains donnèrent le surnom de Singe de Galien. Il parle de l'influence des aliments sur la santé physique et morale de l'homme et il mentionne ceux qui sont particulièrement nuisibles au cerveau.

Alexandre de Tralles (VIe siècle) continue les doctrines de Galien qu'il surnomme le Divin ; il distingue plusieurs espèces de mélancolie et, comme traitement, il conseille la diète, jointe aux bains.

Actuarius, médecin grec du XIIe siècle, prédécesseur de Descartes, accorde un rôle capital aux esprits animaux, à propos de la digestion et des phénomènes de l'âme. Selon lui, le suc le plus subtil des aliments digérés par l'estomac se rend au foie et là, il sert à la composition « des esprits naturels qui sont les instruments de la faculté concupiscible de notre âme ». Le sang qui renferme ces esprits naturels passant dans le ventricule gauche, les esprits naturels sont transformés en esprits vitaux que les artères distribuent dans toutes les parties du corps.

A la base du cerveau, il existe un entrelacement de vaisseaux artériels et veineux extrêmement fins qu'on appelle plexus réticulaire ; là, les esprits vitaux subissent une troisième métamorphose et deviennent esprits animaux; ceux-ci sont en rapport immédiat avec l'âme.

Paracelse (1493-1541), audacieux novateur, suit le mouvement scientifique qui prit naissance après la découverte de l'Amérique et de l'imprimerie ; il se livre surtout à l'étude de l'alchimie et il explique au moyen de cette science obscure certains phénomènes pathologiques.

Il pense que tout aliment renferme une partie nutritive qui se transforme en chair et de plus un excrément ; si ce dernier n'est pas expulsé, il se coagule dans l'intérieur du corps et devient la cause de mille maux.

L'estomac n'est qu'un serviteur public qui ne dispense pas chacun des membres ou chacune des parties du corps de faire une sélection particulière ; chaque organe a donc son estomac particulier, et doit cuire à sa façon l'aliment qui lui est destiné ; le cerveau a sa digestion et son excrétion propres, comme le cœur et le poumon ; si ses excréments se coagulent, il devient malade.

Fernel (1497-4558), admet que l'affection hypochondriaque est le résultat d'une maladie du foie, de la rate ou de l'estomac : « Vapor ater et obscurus obrepit in mentem... læsa ventriculi concoctione. »

Van Helmont (1577-1644), s'inspire des doctrines alchimistes et médicales de Paracelse ; il admet un principe ou *Archée*, une puissance souveraine et immatérielle, qui gouverne le corps et qui siège dans la région de l'estomac.

A mesure que s'opère la digestion, les aliments subissent des transformations nombreuses ; ils deviennent d'abord chyme, puis chyle, cruor veineux, sang artériel, et enfin éther subtil ou esprit vital, qui se confond avec l'âme.

De tous les organes, c'est l'estomac qui exerce la plus grande action sur le corps et sur l'esprit, puisque c'est lui qui renferme le principe divin, l'Archée. « Spectatur nempe major authoritas stomachi in caput,quam capitis in stomacho.... Unam in homine esse animam in stomacho, tanquam lecto suo. » (1)

Et ailleurs : « Il est constant que l'âme réside là où les premières conceptions se forment et où on sent les premiers mouvements qui doivent toujours partir de son centre. Or, est-il que c'est vers l'orifice supérieur de l'estomac où on sent sensiblement les premières agitations et impétuosités de l'âme. » (2)

L'estomac n'agit pas seul ; pour avoir un plus grand empire sur le domaine qu'il régit, il s'allie avec la rate, de façon à former un Duumvirat. « Les fantaisies du cerveau sont toutes faibles et confuses quand la rate se trouve indisposée par quelque vice notable, parce qu'il y a un certain commerce et une conspiration mutuelle entre l'estomac et la rate, duumvirat où se forment les conceptions. »

Mais ce n'est pas seulement les conceptions qui naissent au duumvirat ; l'orifice supérieur de l'estomac est le lieu où se fait « la fabrique ordinaire du discours », et puisque « la folie est un défaut de l'entendement », elle doit « être aussi suscitée de l'hypochondre. » (P. 231.)

C'est par l'estomac ou le duumvirat que l'esprit devient malade, c'est donc cet organe que le médecin devra traiter pour guérir le défaut de l'entendement. « Les assoupissements, les délires, les veilles et toutes

(1) Van Helmont. — Opera, 1667.
(2) Van Helmont. — Traduct. Jean le Conte. p. 223.

ces sortes de symptômes qu'on a coutume d'attribuer au cerveau, ne sont pas guéris ni soulagés par les céphaliques, ni par les applications qu'on fait à la tête, mais plutôt par des remèdes stomachiques. » (P. 230.)

Comme on le voit, la thérapeutique étiologique actuelle, qui s'adresse aux causes et non aux symptômes des maladies, a eu dans Van Helmont un précurseur de mérite.

De même *Zacchias* (1584-1659) et *Sylvius Deleboé* (1614-1672), insistent sur la fréquence des troubles digestifs qu'on rencontre chez les hypochondriaques ; ils admettent que les vents et les humeurs viciées, qui résultent d'une mauvaise digestion, agissent comme des poisons sur le système nerveux et qu'ainsi les fonctions psychiques sont troublées.

Hygmore, véritable devancier de Bouchard, dit que les fibres de l'estomac sont susceptibles de se relâcher et que l'hypochondrie résulte de cette faiblesse et de cette distension musculaires.

Boerhaave (1668-1730) et *Manget*, attribuent la mélancolie tantôt à une matière grasse et poisseuse qui gorge les vaisseaux de l'hypochondre, tantôt à une humeur atrabilaire qui se trouve dans le pancréas et la rate.

Cheyne (1771-1836) croit à une obstruction des glandes de l'estomac et des organes abdominaux.

Cullen (1712-1790) constate que toutes les personnes atteintes d'hypochondrie sont en même temps affectées d'une maladie de l'estomac et il conseille une diète sévère dans les cas où l'affection approche de la manie.

Pour *Bordeu* (1722-1776) le cerveau, le cœur et le

ventricule forment un triumvirat qui constitue le trépied de la vie et d'où émane le sentiment.

Vieussens insiste sur les flatuosités dont se plaignent les hypochondriaques et qui sont dues à la fermentation des levains impurs contenus dans l'estomac.

Descartes (1596-1650) explique les mouvements de l'âme et du corps par l'action des nerfs « qui sont comme de petits filets ou comme de petits tuyaux qui viennent tous du cerveau et contiennent, ainsi que lui, un certain air ou vent très subtil qu'on nomme les esprits animaux. (1) » Ceux-ci sont des corps ronds très petits et très mobiles qui se meuvent avec la rapidité de la flamme et qui se trouvent dans toutes les parties du corps, mais en quantité plus abondante dans le cerveau, où siège l'âme (glande pinéale.) Le corps et l'âme sont donc en communication constante, grâce aux esprits animaux, et le trouble qui se produit dans un viscère quelconque retentit immédiatement sur l'état psychique. « Cette inégalité des esprits peut aussi procéder des diverses dispositions du cœur, du foie, *de l'estomac*, de la rate et de toutes les autres parties. » (Ibid ; p. 51.)

De même, le suc des viandes qui résulte de la digestion modifie le nombre, le volume et surtout la mobilité subtile des esprits animaux ; aussi, après le repas, l'esprit n'est ni si léger, ni si allègre que quelques heures plus tard.

C'est la conception reprise par *Malebranche* quelques années plus tard ; pour lui, comme pour Descartes, les esprits animaux sont capables de stimuler l'âme d'une

(1) *Traité des passions*. T. IV, p. 43.

façon plus ou moins active et, pendant la digestion, l'imagination « devient toute languissante et n'a plus de vivacité ni de promptitude » (1).

Sennert (1572-1637) attribue la mélancolie à un suc épais semblable à l'atrabile, qui est contenu dans le ventricule enflammé ; de cet organe s'élèvent vers le cerveau des vapeurs qui en altèrent les fonctions. « Melancholia hypochondriaca appellatur, quod ex hypochondriïs ortum habeatur (2). »

Bien avant lui, *Paul d'Egine* (VIe siècle) avait émis la même opinion.

Zacutus Lusitanus (1575-1642) croit que l'hypochondrie est due à la froideur de l'estomac.

Voltaire (1694-1778) dont M. Roger, du Havre, fait un arthritique hypochondriaque, et que M. Rathel considère comme ayant été atteint d'une maladie grave des voies urinaires, fut avant tout dyspeptique (3).

Il nous a laissé dans ses lettres le récit de ses souffrances physiques et morales.

Dès 1720, c'est-à-dire à l'âge de 26 ans, Voltaire se plaint de mauvaises digestions.

En février 1724, dans une lettre à Mme de Bernières, il se dit honteux de ne se présenter devant ses amis qu'avec un estomac faible et un esprit chagrin. A la fin

(1) *Recherche de la vérité*, livre II. De l'imagination.

(2) Tome III ; p. 101.

(3) Nous ne pouvons mieux faire, pour la rédaction de cette partie de notre historique, que de résumer l'intéressant chapitre que M. Seure consacre à la maladie de Voltaire dans son remarquable ouvrage intitulé : *Dyspepsie et dyspeptiques* (Paris, 1885).

de la même année, il considère sa dyspepsie comme une mort anticipée qui le sépare et le fait oublier de tout le monde ; il est pris de la haine de la société ; il espère pourtant que son amie « aura la générosité de l'aimer avec un mauvais estomac et un esprit abattu par la maladie, comme s'il avait encore le don de digérer et de penser. »

Puis, il se met à un régime sévère, défendant qu'on déguise les mets avec de l'essence de jambon, de champignons, de poivre et de muscade et qu'on les larde ; ne voulant pas de ris de veau nageant dans une sauce salée, ni plats relevés, ni pain sans croûte. En effet, dit-il, un souper sans assaisonnements « fait espérer un sommeil fort doux et fort plein, qui ne sera troublé par aucun songe désagréable ».

Il obtient un bon résultat de ce genre d'alimentation, si bien qu'en juin 1825 il écrit : « Je vous avertis d'avance, ma chère reine, que M. de Gervasi et tous les médecins de la Faculté vous seront inutiles, si vous n'avez pas un régime exact et qu'avec ce régime vous pouvez vous passer d'eux à merveille... Je ne me sers plus de remèdes et je m'en trouve très bien. »

Mais Voltaire ne pouvait s'astreindre à suivre régulièrement et longtemps un régime et bientôt il souffre de nouveau. Il se confie alors aux soins de plusieurs médecins ; il suit un traitement pendant quelques mois, puis l'abandonne pour en essayer un autre, il prend des stomachiques et des purgatifs, tant et si bien qu'il va de mal en pis.

En 1733, il craint de ne plus pouvoir travailler, en

constatant qu'il a grand'peine à écrire une simple lettre. Cette difficulté résultait surtout de l'attitude courbée nécessitée par tout travail écrit, attitude très nuisible au bon fonctionnement de l'estomac. « Je peux faire une scène de tragédie dans mon lit, parce que cela se fait sans se baisser sur une table... mais, quand il me faut mettre la main à la plume, la seule posture que cela me demande me fait mal. »

Quelques années après il se met à boire de l'eau et il est si émerveillé de ce régime qu'il écrit en février 1741 : « C'est un cordial qui guérit tout. »

Mais, à peine amélioré, il se lance dans le tourbillon du monde et des salons. « Je mène une vie désordonnée, soupant quand je devrais me coucher, me couchant quand je devrais dormir... tracassant ma vie jusqu'à 2 heures après minuit. » (Lettre à Mme de Cédeville, mars 1741.)

Souffrant de plus en plus de l'estomac, il exprime à M. l'abbé de Voisenon ses regrets de ne pouvoir accepter l'invitation de M. de la Vallière et il envie son sort (1745) :

Vous êtes dans le beau pays
Et des amours et des perdrix
Tout cela vous convient.........................
Mais sans un estomac, peut-on se mettre à table ?

En juillet 1748, il écrit à M. d'Argenson : « Je ne serai jamais heureux, on ne peut l'être sans estomac. »

En 1749, il prend force médicaments dans le but de se guérir : pilules de Stahl (à base d'aloès, rhubarbe et amers), eaux de Plombières, de Forges, boules de fer, quinquina, eaux de Prangins, marmelade de Tronchin à base de casse et de manne, et il boit du café en excès, à tel point qu'en 1750, pendant son séjour à Berlin, à la cour de Frédéric II, il n'est pas capable de prendre le moindre plaisir aux réjouissances qu'on y donne, puisqu'elles ne l'empêchent pas « d'avoir la colique ».

En février 1758, malgré sa gloire, ses brillantes relations, ses voyages, Voltaire se trouve le plus miséreux des hommes. « Heureux qui digère tranquillement ! » Deux ans plus tard, c'est la même plainte et il écrit à Mme du Deffand : « On n'est véritablement malheureux que quand on ne digère point. »

En 1770, il se sent fortement atteint. « Je suis très malade et tout de bon..... la faculté digérante me quitte et par conséquent la faculté pensante. »

Quelques années après, Voltaire mourait, ayant été toute sa vie dyspeptique et hypochondriaque et ayant éprouvé, du fait de son estomac malade, tant de symptômes différents qu'il croyait être atteint de 84 maladies.

En *Whytt* (1777) comme en Voltaire, nous trouvons un dyspeptique qui a exposé lui-même les phénomènes cérébraux qu'il éprouvait au moment de ses malaises gastriques. « Lorsque l'estomac est dans un état parfaitement sain et que la digestion se fait comme il convient, les esprits nerveux sont tels qu'ils doivent être pour remplir leur destination, et le corps est alors léger, dispos et dans un état heureux, s'il m'est permis d'employer ce terme. Mais quand ce viscère ne fait pas les fonctions comme il faut, la langueur, la faiblesse, la mélancolie, l'insomnie, des songes pénibles et inquiétants, le cauchemar, etc..., en sont les suites et les effets (1) ». Bien plus, lorsque l'estomac et l'intestin contiennent des vents ou quelque humeur nuisible, « il arrive quelquefois que le cerveau est tellement affecté que l'on perd la raison. »

Pour remédier à ces inconvénients, il faut manger peu, boire de l'eau, éviter les assaisonnements et les aliments gras et huileux.

Brillat Savarin (1755-1821) a décrit, d'une façon précise, dans sa *Physiologie du goût*, les retentissements psychiques des phénomènes de l'estomac. « La manière habituelle dont la digestion se fait et surtout se termine, nous rend habituellement tristes, gais, taciturnes, parlants, moroses ou mélancoliques, sans que nous nous en doutions et surtout sans que nous puissions nous y refuser. » (Médit. XVI.)

Cabanis (1802), dans ses *Rapports du physique et du moral*, décrit avec détails, comme il convient à un médecin philosophe, l'influence que les organes sont susceptibles d'exercer sur l'âme.

Parmi ces organes, qui sont comme des foyers unis au cerveau par une vive sympathie, il donne la première place à la région phrénique et épigastrique, qui a sur l'encéphale une action bien plus étendue, selon lui, que celle du système musculaire tout entier.

Certaines dispositions organiques de l'estomac « donnent un caractère plus fixe et plus opiniâtre aux idées, aux penchants, aux déterminations. Elles font

(1) Les vapeurs et maladies nerv. hypochond. et hyst. Trad Lebègue de Presle (1777), p. 252.

naître ou développent toutes les passions tristes ou craintives.... elles exposent à toutes les erreurs de l'imagination », elles rendent la volonté indécise et sans vigueur, les sentiments sombres et mélancoliques. « Enfin, j'ajouterai que ces affections, quand elles sont portées à leur dernier terme, tantôt se transforment en démence et en fureur... tantôt accablent et stupéfient le système nerveux par l'intensité, la persistance, et l'importunité de leurs impressions ; d'où s'ensuivent et la résolution des forces et l'imbécillité. » (T. II, p. 132.)

Guislain, dans ses leçons orales, est tout aussi catégorique et explicite : « Qui n'admet les rapports entre le tube intestinal et les actes cérébraux, l'influence d'un estomac exalté par une inflammation morbide quelconque ? Certaines personnes se plaignent d'avoir, après le repas, des idées singulières. Elles ont des pensées qu'elles ne voudraient pas avoir ; elles voient tout avec indifférence, elles se chagrinent parce qu'elles n'ont pas d'émotions. Il suffit de quelques heures pour que cet état d'hypochondrie disparaisse. »

Avec *Leblanc* (Thèse de Paris 1826) apparaît une nouvelle explication de l'hypochondrie, bien qu'il la rattache encore au tube digestif. Cette affection consiste dans un spasme de l'estomac et de l'intestin, dans la perversion, l'interversion ou la diminution des mouvements péristaltiques dont ils sont doués. Le trouble des idées, est un symptôme de la maladie ; il augmente pendant le cours de la digestion, et diminue quand elle est achevée.

La gastrite de *Broussais* et la gastralgie de *Barras*

devaient elles aussi retentir profondément sur les fonctions psychiques. Pour ces deux auteurs, une fois que la transmission sympathique au cerveau est effectuée, on constate une augmentation de l'irritabilité, une grande mobilité d'esprit et une susceptibilité exagérée ; le moral des malades s'affecte et l'on voit apparaître successivement tous les symptômes de l'affection hypochondriaque.

Chomel, tout en reconnaissant que l'hypochondrie peut se montrer indépendamment des troubles dyspeptiques, admet que « le plus souvent les troubles permanents des organes digestifs précèdent et engendrent les symptômes de l'hypochondrie », et que les rêves pénibles, les cauchemars et l'agitation nocturne dépendent presque toujours d'un mauvais régime alimentaire.

Beau (1866) a cultivé et développé à fond cette idée que l'estomac est un centre nerveux qui fait pendant au cerveau et que, s'il reçoit l'impression des différentes souffrances de l'organisme, il doit, à son tour, « exercer plus ou moins loin une influence symptomatogénique ». Selon lui, il n'y a pas d'hystéro-hypochondrie véritablement idiopathique ; « celle qui paraît être le moins symptomatique dépend toujours d'une gastropathie. »

L'estomac est une source inépuisable de maux variés : dyspnée gastrique se transformant en un cauchemar terrible par suite des conceptions délirantes du rêve, altérations de l'intelligence et du caractère, paresse de l'esprit ou au contraire excitation cérébrale, folie, etc... apparaissent au cours de la dyspepsie, à côté de troubles somatiques également pénibles et divers.

Louyer Villermay, avant lui (1826), n'avait pas été moins explicite et n'avait pas accordé à l'estomac un rôle pathogénique moindre.

Plus près de nous encore, nous voyons *Trousseau* insister sur les méfaits dont est capable l'estomac et dans le tome III de ses Cliniques, après avoir donné une description maîtresse du vertigo a stomacho lœso, parler longuement de l'influence que les troubles des fonctions digestives exercent sur les facultés morales. « Vous savez tous et quelques-uns peut-être en ont fait sur eux-mêmes la triste expérience, combien la difficulté de la digestion entrave les travaux de l'esprit, gêne l'expression de la pensée et combien, quand il est habituel, ce trouble des fonctions gastriques porte à la tristesse. » (P. 42.)

Krishaber, au contraire, méconnaît absolument le rôle de l'estomac ; il ne voit rien au delà des symptômes céphaliques et circulatoires de sa *maladie cérébro-cardiaque.*

Beard en 1880 reconnaît que la neurasthénie est un trouble fonctionnel qui provient de l'épuisement cérébral spinal, sexuel et *gastrique.*

En 1884, *Leven*, dans un travail intitulé *Estomac et cerveau*, uniquement basé sur la clinique, indique, d'une façon claire et précise, les rapports physiologiques et pathologiques qui unissent intimement l'organe de la digestion et l'organe de la pensée ; il s'appuie sur de nombreuses observations pour montrer que ces deux centres sont inséparables et que la maladie de l'un se transmet inévitablement à l'autre pour constituer un syndrôme auquel il donne le nom de *maladie cérébro-gastrique.*

A. Robin, dans le fascicule II de son *Traité des maladies de l'estomac,* paru tout récemment, consacre de nombreuses pages aux retentissements nerveux et psychiques de la dyspepsie et rapporte plusieurs observations typiques.

Parmi les autres auteurs contemporains qui ont accordé dans leurs travaux une large place à la question qui nous occupe, nous citerons Bouchard dont nous examinerons plus loin la théorie pathogénique, Debove et Rémond, Mathieu, Alt et certains autres que nous retrouverons dans le cours de ce travail.

CHAPITRE II

Relations anatomiques du cerveau et de l'estomac. — Système nerveux gastrique.

Le cerveau, organe central de réception et d'élaboration des sensations, se continue directement avec la moelle, centre réflexe par excellence. De l'un et de l'autre, partent des nerfs, à la fois sensitifs et moteurs, qui vont aux organes des sens et aux muscles de la tête, du tronc et des membres et qui ont pour rôle de faire mouvoir le corps, en obéissant au cerveau, ou de transmettre à ce dernier les impressions agréables ou douloureuses, émanées de la périphérie. Ce sont ces nerfs qui permettent à l'homme de voir, d'entendre, d'accomplir tels mouvements qu'il lui plait, d'entrer en rapport avec le monde extérieur et avec ses semblables ; aussi, leur ensemble forme-t-il ce qu'on appelle le système nerveux de la *vie de relation.*

Mais, à côté des organes auxquels l'homme peut commander, il en est d'autres sur lesquels sa volonté n'a aucune prise et qui fonctionnent indépendamment de lui, sans même qu'il en ait conscience ; ce sont les viscères contenus dans le thorax et l'abdomen. Leur rôle n'est plus de mettre l'homme en communication avec le monde extérieur ; ils ont une mission bien plus importante à remplir, ils sont chargés d'entretenir la vie ; ils constituent la brute dynamique et mécanique (Bichat) ; et, à ce point de vue, il y a identification complète entre l'être humain et l'animal. A ces organes automatiques, il faut des nerfs spéciaux ; ces nerfs forment par leur ensemble le système du grand sympathique ou de la *vie végétative.*

Comme les nerfs cérébro-rachidiens, ils ont un centre. Ce centre nerveux sympathique se présente sous l'aspect d'une double chaîne placée de chaque côté de la colonne vertébrale et qui s'étend de la base du crâne à l'extrémité inférieure du bassin ; elle est formée de ganglions, réunis les uns aux autres par des cordons intermédiaires verticaux ; de ces ganglions partent des filets qui vont porter la sensibilité et la motricité aux viscères et aux vaisseaux.

Le système du grand sympathique, bien qu'ayant une autre destination et un autre rôle que le système de la vie de relation, n'en est pas isolé. Chaque ganglion reçoit des rameaux nerveux issus de la moelle, et ses cellules constitutives se mettent de plus en connexion directe avec les fibres spinales. Ainsi s'explique l'influence de la fatigue physique ou de la station debout sur l'aggravation des symptômes des affections du cœur, de l'estomac, de la vessie, etc... ; la moelle irritée transmet son irritation aux ganglions sympathiques et de là aux viscères. Chaque organe interne a deux centres nerveux : l'un, sympathique ; l'autre, médullaire.

Des ganglions du système de la vie végétative (cervicaux, thoraciques, lombaires) et des nombreux plexus (pharyngien, laryngé, cardiaque, solaire, hypogastrique) que forment leurs rameaux autour des organes, nous n'étudierons que le ganglion cervical supérieur et le plexus solaire ; le premier nous montrera l'union anatomique du grand sympathique avec certains nerfs importants et avec le cerveau ; le second, qui tient sous sa dépendance l'estomac, nous permettra de comprendre quel trouble profond ce viscère peut jeter dans l'organisme.

Le ganglion cervical supérieur, fusiforme, est situé au-dessous de la base du crâne, entre la carotide interne qui le recouvre et le muscle grand droit antérieur, qui le sépare des 2me et 3me vertèbres du cou. Il envoie des rameaux au glosso-pharyngien, au pneumogastrique et au grand hypoglosse ; en arrière, aux quatre premiers nerfs cervicaux ; en bas, au ganglion moyen ; mais ses connexions les plus importantes sont celles que contracte son extrémité supérieure. De cette extrémité, part un filet qui accompagne la carotide interne, autour de laquelle il se résout en fins rameaux pour former le *plexus carotidien* interne ; ces rameaux, après s'être séparés, pénètrent dans le sinus caverneux avec la carotide et forment autour d'elle un second plexus à mailles délicates et serrées appelé *plexus caverneux*.

Du plexus carotidien partent des ramuscules qui vont s'anastomoser avec un filet du nerf de Jacobson, sur la paroi interne de l'oreille moyenne. Du plexus caverneux émanent des filets qui vont se mettre en connexion avec le nerf pathétique, le trijumeau et le moteur oculaire externe, et d'autres, vasculaires, qui forment un plexus autour de l'artère ophtalmique, *autour des artères cérébrales antérieure et moyenne et de la communicante postérieure.*

Le ganglion cervical supérieur tient donc sous sa dépendance la circulation artérielle d'une partie du cerveau et, grâce à son union avec certains nerfs imporportants (glosso-phar. pneumog., grand hypogl.), il est capable d'agir sur leurs noyaux d'origine et de là sur les cellules bulbaires ou cérébrales.

Avant d'étudier le plexus solaire, notons, en passant, quatre nerfs importants du sympathique thoracique : les grands et les petits splanchniques.

Les grands splanchniques sont formés par des filets issus de chaque côté de la colonne vertébrale, des 6me, 7me, 8me et 9me ganglions et qui se réunissent, à droite et à gauche, en un tronc unique ; ce tronc traverse le diaphragme, pénètre dans la cavité abdominale et se jette dans le *ganglion semi-lunaire* correspondant.

Les petits splanchniques, également pairs, nés des deux ou trois derniers ganglions thoraciques, traversent eux aussi le diaphragme et, arrivés dans l'abdomen, se divisent en deux rameaux principaux, dont l'un est destiné au rein et l'autre au *ganglion semi-lunaire* du même côté.

Ces deux ganglions semi-lunaires, ainsi appelés parce qu'ils ont la forme de croissants à concavité tournée en haut et en dedans, sont situés, de chaque côté du rachis, dans la partie supérieure de la cavité abdominale. L'extrémité interne de chacun d'eux donne naissance à de gros filets plexiformes, tandis que de leur convexité émanent aussi des rameaux nombreux et enchevêtrés. De plus, le ganglion semi-lunaire droit, mieux partagé que son homonyme, reçoit une branche volumineuse du pneumogastrique du même côté.

Tout cet ensemble de rameaux enchevêtrés, d'origine diverse (ganglions, grands et petits splanchniques, pneumogastrique droit), contribue à la formation du *plexus solaire*, qui est situé au-devant de l'aorte et des piliers du diaphragme, autour du trépied vasculaire ou tronc cœliaque.

Que devient l'estomac au milieu de cette réunion de filets nerveux ? Etant composé d'une triple couche musculaire, étant richement pourvu de vaisseaux et possédant une surface interne muqueuse dont la sensibilité au contact des aliments est exquise, il accapare pour lui seul la presque totalité de ces nerfs.

Sa face postérieure, adossée pour ainsi dire contre le plexus solaire, en reçoit les filets principaux ; sa face antérieure est tapissée par les ramifications du pneumogastrique gauche, sa petite courbure par une émanation du plexus solaire, appelée *plexus coronaire stomachique.*

Tous ces rameaux nerveux — supérieurs, antérieurs et postérieurs — issus du grand sympathique et du pneumogastrique, pénètrent dans l'épaisseur des parois stomacales et s'y étalent, en formant deux plexus : l'un intramusculaire, situé entre la couche longitudinale externe et la couche circulaire ; l'autre, sous-muqueux, contenu dans l'épaisseur de la tunique celluleuse. Ces plexus donnent naissance à des filets déliés qui entourent les glandes et arrivent jusqu'à l'épithélium cylindrique ; ils sont de plus richement pourvus de ganglions, on en compte onze au cardia, sept au pylore et d'autres disséminés plus irrégulièrement.

CHAPITRE III

Equilibre viscéral et cérébral. — Importance du plexus solaire

Le système du grand sympathique, innervant tous les organes internes et étant en connexion avec l'encéphale et la moëlle, constitue entre les viscères et le cerveau un lien de communication constante. Le corps et l'esprit forment un tout inséparable, il y a pénétration intime de la vie matérielle et de la vie mentale, du système nerveux et des fonctions psychiques.

En naissant, chaque individu reçoit, du fait des lois rigoureuses de l'hérédité, une certaine dose d'énergie nerveuse et de capacité psychique, qui, à peine ébauchées au début de la vie, se développeront pendant l'adolescence, acquerront à un certain moment toute leur intensité et feront de l'homme un être dont toutes les fonctions seront en harmonie.

Mais, pour que l'homme pensant reste normal, il faut que l'homme végétatif et organique reste aussi normal.

« Tous les mouvements répandus dans le corps, de quelque espèce qu'ils soient, leur état régulier ou anormal, leur suspension ou leur cessation, tous leurs dégrés de lenteur ou de vitesse sont continuellement représentés à l'âme par la cœnesthèse (1). » A l'état de santé, tous les organes, dont le fonctionnement s'effectue en silence, envoient au moi des impressions agréables, d'où résulte un sentiment de bien-être qui fait aimer la vie ; le cerveau, organe de la pensée, n'est pas entravé dans ses hautes conceptions ; la vie intellectuelle claire prend un libre essor.

Mais, que quelque dérangement vienne à se produire dans l'un des rouages de la machine humaine, que quelque centre nerveux vienne à être irrité, l'équilibre qui existait entre le cerveau et les organes est rompu, car l'irritation morbide de la partie lésée se propage sur toute la continuité des nerfs, jusqu'à ce qu'elle atteigne l'encéphale ; dès lors, le cours et la nature des pensées sont modifiés.

Les malades atteints de rein mobile (plexus rénal) sont rapidement conduits à l'hypochondrie; les affections de l'utérus (plexus génital) provoquent des troubles psychiques ; l'établissement de la menstruation amène une modification profonde dans l'état mental, la jeune fille devient timide, émotive et rêveuse; l'approche de l'époque des règles rend un grand nombre de femmes acariâtres; la grossesse et l'accouchement déterminent parfois l'apparition de psychoses qui côtoient de très

(1) Reil, cité par Maine de Biran. *Œuvres philosophiques*, t. III.

près la folie; de simples palpitations de cœur (plexus cardiaque) plongent le sujet qui en est atteint dans un état d'angoisse pénible.

Or, de tous les plexus nerveux de la vie végétative, il semble que le plexus solaire soit le plus important, tant en raison du nombre et du volume des filets qui le composent qu'en raison de sa situation et de son rôle. Beau disait que si la boîte crânienne renferme le centre nerveux de la vie de relation, la région épigastrique renferme celui de la vie organique.

Placé à la partie supérieure de la cavité abdominale, le plexus solaire est un carrefour auquel aboutissent les impressions des viscères de l'abdomen. Rien ne peut se passer dans le foie, la rate, l'intestin, le rein, les organes génitaux, sans que l'estomac n'en reçoive le contre-coup ; les maladies du poumon même retentissent sur lui.

D'autre part, on peut dire que c'est, avec le cœur et le poumon, l'organe qui fournit la plus grosse somme de travail ; plusieurs fois par jour, en effet, l'estomac reçoit des aliments qui séjournent plusieurs heures dans sa cavité et surtout qui produisent sur lui une *vive impression*, puisqu'ils y déterminent des mouvements réguliers destinés, avec le concours du suc gastrique, à transformer leur masse en une bouillie qui sera chassée dans l'intestin. Cette impression est si forte qu'elle se transmet à tous les organes voisins ou plutôt à tous les centres nerveux dont ils dépendent ; la circulation, la respiration ne sont-elles pas plus rapides et les sécrétions plus abondantes pendant la digestion gastrique que lorsque l'estomac est en repos ?

Intimement uni au cerveau, le plexus solaire lui envoie cette excitation ; mais, comme il reçoit en outre, d'une façon constante et même pendant le sommeil, les impressions des autres viscères, il est d'une façon continue en rapport avec lui, il exerce sur lui une action *ininterrompue* et il mérite entièrement la dénomination de cerveau abdominal que lui donnait Bichat.

CHAPITRE IV

Le régime alimentaire et le caractère des individus et des peuples.

« *Dis moi ce que tu manges et je te dirai qui tu es.* »

(CABANIS.)

C'est au moyen de matériaux empruntés au monde animal et végétal que l'homme compense le déficit quotidien qui résulte du fonctionnement de son organisme; la quantité et la richesse nutritive des aliments doivent être proportionnées aux dépenses, l'apport doit être égal à la perte, pour que l'équilibre vital se maintienne.

Mais les aliments n'ont pas seulement un rôle chimique et ils ne sont pas uniquement destinés à se transformer en carbone, azote, oxygène, eau, pour fournir aux tissus leurs éléments constitutifs. Avant de devenir, grâce à l'action des divers sucs digestifs, des substances absorbables et utilisables pour l'organisme, ils exercent, sur la muqueuse et le système nerveux de l'estomac, une action directe et immédiate, qui se transmet à tout l'organisme.

Cette action varie avec chaque aliment. Après un repas composé de viande, tout le corps éprouve une stimulation et une sensation de vigueur qui ne se montre pas après l'ingestion de substances végétales, telles que des haricots ou des lentilles, ou de substances mixtes, comme des œufs ou du poisson. On a vérifié au dynamomètre que cette augmentation de force est bien réelle ; pourtant, les féculents et les œufs sont plus nourrissants que la viande, ainsi que le montre le tableau suivant :

Composition chimique de quelques aliments

	Eau	Azote	Graisse	Hydrate de carbone	Sels
Bœuf	76 %	18,4	1	0,5	1,5
Veau	78 %	14	1,3	»	»
Haricots secs....	15 %	20	1,5	55	3
Lentilles	13 %	22	1	59	2
Pois cassés.......	12 %	21	1,3	58	3
Marrons.........	51 %	6	1,5	38	1,5
Maïs	13 %	7	9	78	0,5
Merlan..........	80 %	16,5	0,5	»	»
Œuf............	73 %	12,5	12	»	1
Lait de vache....	85 %	5,5	4,5	5	5

En prenant les aliments les plus nutritifs, on devrait être très fort; or, l'expérience montre que la vigueur physique ne croît pas en proportion de la richesse en azote et en hydrates de carbone des substances ingérées.

C'est que tous les aliments n'agissent pas avec une égale intensité ni de la même façon sur la muqueuse stomacale ; chacun d'eux demande à l'estomac une certaine dose de travail, *chacun d'eux produit sur le plexus solaire une certaine excitation :* la viande plus que le poisson, le poisson plus que les légumes. Il en est de même des boissons, dont l'action se fait sentir immédiatement après leur ingestion.

Or, toute excitation du plexus solaire se transmet fatalement au cerveau et toute excitation arrivant à l'encéphale modifie le pouvoir et les fonctions psychiques. Changez l'organisation, vous changez les tendances, a dit Ribot. Si la pensée est languissante et paresseuse quand l'estomac est à jeun depuis quelques heures et que la faim apparaît, elle reprend toute sa vigueur et sa rapidité, dès que l'estomac a reçu une stimulation de la part des aliments et pour ainsi dire avant que le travail de la digestion ne soit commencé.

Chaque genre d'aliment stimulera donc le cerveau d'une façon plus ou moins intense et sera susceptible d'avoir sur la nature et le cours des idées, sur les penchants de l'individu, une influence déterminée.

Cette considération n'est pas seulement une vue de l'esprit ; la simple observation montre la relation qui existe entre le régime alimentaire et l'ensemble des déterminations morales qui constitue le caractère.

C'est d'abord la quantité des aliments qui agit. Azam dit que dans certains milieux : campagne, petites villes, vie de bord, où les ressources intellectuelles manquent, on y supplée pas les satisfactions de l'estomac ; mais cette habitude a de fâcheuses conséquences, elle rend l'individu brutal, emporté, inquiet, obstiné, vantard et susceptible. « Tels sont quelques-uns des défauts qu'acquiert un homme dans ces conditions, alors que, placé dans un milieu où l'on mange seulement pour vivre, il aurait eu le meilleur des caractères (1). »

Selon Féré, l'habitude de la bonne chère provoque des besoins nouveaux, en même temps qu'elle émousse le plaisir et finit par entraîner des changements permanents dans les tendances, qui tournent vers l'égoïsme.

« Les excès de boisson alcoolique et de nourriture ne créent pas seulement les maladies organiques de l'estomac, du foie, des reins, du cœur, mais ont une influence néfaste sur le cerveau, grâce aux relations du cerveau et du plexus solaire, désorganisent les facultés intellectuelles et excitent les mauvaises passions, la jalousie, l'envie, et ils doivent compter parmi l'une des causes principales de la médiocrité des esprits de notre temps (2) (Leven). »

Michelet était très sobre, il évitait les aliments encombrants et les gros légumes ; prenant le matin une toute petite tasse de café au lait sans pain, à 11 heures deux œufs et une côtelette. « Lorsqu'il retournait à ses recherches, ce qui demandait un regard calme pour être lucide, j'entremêlais son alimentation de viandes blanches, légumes verts, etc... bien entendu sans l'en occuper ». (Lettre de Mme Michelet.)

La qualité des aliments semble jouer encore un plus grand rôle.

D'une façon générale, les peuples qui font usage de

(1) *Le caractère en état de santé et de maladie*, p. 154.
(2) *Estomac et cerveau*, p. 230.

mets légers et substantiels ont une intelligence plus vive, des facultés plus brillantes et un abord plus aimable que ceux qui se nourrissent de substances indigestes ; tels sont les Français, les Espagnols et les Grecs, plus raffinés que les Allemands, les Hollandais et les Flamands.

Les habitants de la Dalmatie et de la Moscovie, qui vivent surtout de pain de sarrazin, sont stupides et lourds d'esprit. Guéguen n'hésite pas à attribuer l'ignorance et l'état arriéré de certains cantons de la Basse-Bretagne à leur nourriture presque uniquement composée de farines, de bouillie et de pain noir.

Les peuplades australiennes les plus voisines de la brute, les Védas et les Adamanites, se nourrissent de chenilles, de sauterelles, de vers, d'araignées et d'opossum (sorte de renard sauvage).

Inversement, Péron, dans ses voyages, a constaté qu'à mesure que la nourriture devenait plus apprêtée et plus abondante, l'organisation devenait aussi plus parfaite, l'intelligence plus ouverte et la civilisation meilleure.

La pratique ou l'abstention du régime carné entraîne de profondes modifications du caractère.

Les peuples carnivores ont été de tout temps supérieurs aux peuples frugivores ; plus courageux et plus audacieux, ils les ont asservis et domptés. Les anciens Grecs et les Romains, qui avaient une alimentation surtout animale, étaient forts et belliqueux. De même, les Japonais, vivant sous le même degré de latitude que les habitants des Indes, sont courageux et raffinés, alors que ces derniers qui se contentent d'eau, de quelques poignées de riz et d'une chique de bétel sont doux et inertes.

Homère représente les Cyclopes, mangeurs de chair, comme des hommes terribles, et au contraire les Lotophages comme un peuple si aimable qu'aussitôt qu'on était entré en rapport avec eux, on oubliait jusqu'à son pays.

Les nations des contrées septentrionales de l'Europe, les Suédois, les Danois, les Russes, les Tartares se nourrissent surtout de la chair des quadrupèdes et des oiseaux. « On trouve dans leur génie une certaine rudesse, une fierté, une énergie et même une dureté d'âme plus ou moins caractérisée. Cette sorte de fermeté se métamorphose même en une invincible opiniâtreté chez les peuplades chasseresses et sauvages de l'Amérique septentrionale (1). »

S'il faut en croire Cabanis, les législateurs pieux, pour mieux plier au joug les moines, pour la plupart dans la force de l'âge, se proposèrent d'affaiblir leur corps et leur vigueur intellectuelle (*minuere monachum*) en leur interdisant formellement l'usage de la viande. Pythagore, pour rendre ses disciples plus attentifs et plus soumis, avait déjà suivi le même procédé.

C'est que la viande, par la stimulation qu'elle imprime au plexus solaire et de là à tous les autres centres nerveux, communique à tout l'organisme un sentiment de vigueur et un besoin d'activité remarquable ; elle donne à l'individu l'assurance et la résolution, l'audace, le désir de la lutte, qualités que ne doivent posséder ni des moines ni des écoliers.

(1) FERREIRA FRANCA. — *Thèse*, Paris, 1834.

Mais, si le régime carné a des effet utiles, il entraîne à sa suite de graves inconvénients, quand il est suivi trop exclusivement, comme cela a lieu dans la majorité des familles de la classe riche et de la classe ouvrière. Les individus adultes qui prennent de la viande trois ou quatre fois par jour ont un système nerveux surexcité ; ils sont coléreux, ambitieux, dominateurs, passionnés, ils n'ont pas de délicatesse de sensibilité, d'idées stables et pondérées, de finesse du jugement, leur pensée n'est jamais calme.

Les enfants auxquels on a donné de la viande de trop bonne heure ou en trop grande quantité, sous le prétexte fallacieux de les fortifier, sont, pour la plupart, désagréables et bruyants, souvent paresseux. Leven rapporte l'observation d'un jeune homme de 17 ans tout à fait indiscipliné, toujours agité et qui ne pouvait se livrer avec suite à aucun travail. Jamais il n'avait mangé de légumes, mais seulement de la viande et surtout du bœuf. Ce régime fut modifié : on supprima complètement le bœuf, on donna surtout des aliments végétaux ; au bout de deux mois, le caractère du jeune homme était devenu pondéré, il n'était plus désordonné ni capricieux.

Le régime végétal laisse, au contraire, le système nerveux calme. Les végétariens ne sont pas en proie aux violentes passions ni aux colères furieuses ; leurs idées sont moins vives, leurs facultés moins brillantes, mais en revanche plus saines et elles conservent plus longtemps leur vitalité.

Le même calme se retrouve chez les habitants de certaines contrées de la France, dans l'alimentation desquels la viande ne figure pas, et pour montrer que ce n'est pas une différence de race ou de climat, nous citerons l'exemple suivant. Les paysans de la Bresse Louhannaise se nourrissent surtout de bouillie de maïs, de fromage, de soupes maigres, de légumes et d'un peu de lard et ils ne boivent que de l'eau ; ils sont lents et lourds au physique, et au moral, pacifiques et placides ; leur imagination est peu vive et l'ère des superstitions n'est pas encore éteinte pour eux. Au contraire, les vignerons du Jura, qui habitent à *quelques kilomètres* de là et qui boivent du vin et mangent de la viande d'une façon quotidienne, sont vifs et entreprenants, impatients, vindicatifs et prompts à se mettre en colère.

N'y a-t-il pas de même entre les animaux herbivores et les carnivores une différence profonde de caractère, aussi bien entre les animaux domestiques (bœuf et chat) qu'entre les animaux sauvages (éléphant et lion) ?

Fait plus intéressant ; s'il faut en croire W. Falconer, des lions ont pu être dépouillés de leur férocité et rendus dociles par une nourriture végétale.

Le caractère des peuples est encore différent selon le genre des végétaux dont ils se nourrissent ; les racinivores sont inférieurs aux granivores. Les nègres qui vivent de patates et de manioc, les pauvres en Irlande et en Allemagne, dont l'alimentation se compose surtout de pommes de terre ; les sauvages de l'Océan Pacifique, qui font cuire des racines de taro et de fougères, sont moins actifs et moins vivaces que les peuples qui se nourrissent de céréales.

Outre le régime considéré dans son ensemble, il semble

que chaque aliment et chaque boisson jouisse de propriétés spéciales.

Les œufs, les huîtres, quoique nourrissants, diminuent l'énergie physique et morale ; les peuplades éparses de la Nouvelle Guinée, qui vivent de mollusques, sont faibles, timides et traîtres. L'usage exclusif d'aliments farineux donne à l'âme une grande tranquillité, mais émousse la sensibilité et engourdit les facultés de l'esprit. Lelieur disait au XVIIIe siècle qu'aux Etats-Unis l'on nourrissait les criminels, enfermés dans les prisons, avec de la bouillie de maïs, assaisonnée de mélasse, et que cet aliment changeait le caractère de ces individus portés à la violence.

Le sucre et les matières sucrées rendent les sentiments doux et bienveillants.

Le beurre et la graisse rendent apathique et indolent.

Mais c'est aussi le mode de préparation des aliments qui agit. Les habitants du Congo, qui dévorent les animaux crus, sont très inférieurs à beaucoup d'autres Africains ; un chien nourri de vivres crus est plus féroce qu'un autre qui les mange cuits.

Les assaisonnements et les épices augmentent l'énergie de toutes les fonctions ; le système nerveux étant excité, l'esprit est dispos et vif, les idées sont promptes et riantes. Si on en abuse, toutes les facultés s'émoussent.

Le vin procure au cerveau une excitation agréable, il maintient l'esprit dans une activité facile, il prédispose aux relations, à la familiarité et à la bienveillance ; les hommes des pays de vignobles sont généralement spirituels, ouverts et prévenants. Certains philosophes ont même été jusqu'à affirmer que les peuples des régions vinicoles avaient un caractère analogue à celui de leurs vins. C'est, sans doute, aller un peu loin.

Mais, si le vin, pris à petites doses, produit des effets favorables, il est juste de dire qu'absorbé en quantité trop grande, il ruine l'intelligence et modifie dans un sens tout à fait vicieux les penchants de l'individu.

Au contraire, les personnes qui usent de l'eau comme boisson habituelle jouissent de toute leur intelligence et ont des idées nettes, elles sont calmes, paisibles, circonspectes, et conservent jusqu'à l'âge le plus avancé l'intégrité de leurs fonctions. Bacon conseillait de boire de l'eau fraîche pour obtenir un sommeil doux et réparateur.

Le lait semble endormir l'entendement, il pousse à l'indolence et au manque d'énergie ; les pensées, les désirs et les actions sont réduites à un minimum.

Le café est un stimulant énergique ; il rend le travail intellectuel plus facile et plus intense, les sensations plus vives, les idées plus rapides. « Le plaisir de prendre un café, dit Cabanis, n'est rien en comparaison du bien-être qu'on ressent après l'avoir pris. »

Brillat Savarin a vanté sur un ton sans doute trop éloquent les bienfaits du chocolat : « Or donc, que tout homme qui aura bu quelques traits de trop à la coupe de la volupté ; que tout homme qui aura passé à travailler une portion notable du temps qu'on doit passer à dormir ; que tout homme d'esprit qui se sentira temporairement devenu bête ; que tout homme qui trouvera l'air humide, le temps long et l'atmosphère difficile à porter ; que tout homme qui sera tourmenté d'une idée fixe qui lui ôtera la liberté de penser, que tous ceux-là, disons-nous, s'administrent un bon demi-litre de chocolat ambré, à raison de 60 à 62 graines d'ambre par demi-kilogramme, et ils verront merveilles (1). ».

Un autre sujet, de plus haute importance que les variations, du caractère c'est l'influence du régime alimentaire sur la criminalité. M. Bernard, dans sa thèse soutenue à Lyon en 1885-86, a étudié l'influence de la consommation du vin et des denrées alimentaires sur les attentats à la pudeur ; il constate que les départements où la *consommation* de vin est la plus grande (Basses-Alpes, Pyrénées-Orientales, Mayenne, Ardèche, Dordogne, Vosges, Haute-Vienne, Lot, Ariège) sont ceux où les viols se commettent le plus fréquemment. Les années où les récoltes agricoles ont été mauvaises et où se sont produites des *crises économiques* (1828, 1844, 1847, 1867, 1872, 1878, 1879), il y eut diminution du nombre des attentats.

M. Edmond Bertrand reconnaît aussi que les crimes contre la moralité et en général contre les femmes augmentent aux époques de prospérité agricole et diminuent dans les temps de disette.

Sans doute, d'autres causes entrent en jeu, telles que les variations thermiques, mais on ne saurait nier l'influence de l'alimentation sur la production du désir de l'acte sexuel, même en dehors de l'ivresse, qui est alors

(1) *Méditation VI.*

une intoxication générale et qui ne rentre pas dans le cadre de notre sujet.

En résumé, l'homme, pour être normal au physique et au moral, pour avoir des idées saines et une volonté moyenne, une sensibilité qui ne sera ni de la sensiblerie ni de l'émotivité exagérée, devra suivre un régime alimentaire mixte, d'autant plus végétal pourtant, qu'il s'adonnera davantage aux travaux de l'esprit.

CHAPITRE V

Influence de la faim, du jeûne et de l'inanition

La logique nous conduit maintenant à étudier l'influence que le manque d'aliments exerce sur l'état mental et les fonctions psychiques. Mais l'aliment peut faire défaut pendant un temps plus ou moins long :

1° pendant quelques heures : *faim.*

2° pendant quelques jours : *jeûne.*

3° pendant un nombre de jours plus grand, pouvant aller jusqu'à une semaine et au-delà : *inanition.*

Sans doute, cette division est un peu artificielle ; elle est pourtant nécessaire, car c'est par elle seule que nous pouvons introduire quelque ordre dans ce chapitre.

1° Faim

Nous définirons la faim, la sensation élémentaire produite par les nerfs qui font communiquer le plexus solaire et le cerveau ; c'est une sensation d'origine gastrique.

On s'étonnera peut-être de nous voir localiser la faim

dans l'estomac, puisqu'il semble admis aujourd'hui d'une façon générale que cette sensation est l'expression d'un besoin général de l'organisme ; aussi, demandons-nous la permission de donner quelques explications critiques préalables.

Schiff et Sédillot semblent avoir ruiné d'une façon définitive la théorie de l'origine stomacale de la faim, par une expérience bien connue. Ils sectionnent les pneumogastriques d'un chat et ils constatent que la faim n'est pas abolie ; conclusion : ce n'est pas l'estomac qui est le point de départ de cette sensation, puisque la section des pneumogastriques supprime la sensibilité de l'estomac et que néanmoins la faim persiste.

Or, cette expérience n'est pas décisive, car pour insensibiliser complètement l'estomac et couper ses communications avec le cerveau, il faudrait le séparer du plexus solaire.

Gley et Pachon en 1895 sont du reste arrivés à un résultat opposé ; ils ont pu enlever *complètement* l'estomac d'un chat et observer que l'animal avait une inappétence absolue ; il restait des journées entières à côté de morceaux de viande sans y toucher, on était obligé de le gaver, pour l'empêcher de périr.

Joanny Roux, dans un mémoire paru en 1897, rejette d'une façon définitive la théorie stomacale de la faim, car cette sensation peut exister malgré la réplétion de l'estomac ou après l'anesthésie de cet organe.

Le premier de ces arguments prouve simplement que la sensibilité gastrique peut être faussée ; c'est là un fait banal qu'on rencontre chez beaucoup de dyspeptiques. Dira-t-on que chez eux l'estomac est inerte et que, ne fonctionnant pas, les choses se passent comme s'il était vide ? Mais c'est justement chez les dyspeptiques hypersthéniques, c'est-à-dire chez ceux dont l'activité stomacale est trop grande, qu'on rencontre la faim exagérée, la boulimie, et pour la faire cesser, il faudra diminuer la quantité de nourriture, c'est-à-dire calmer l'estomac.

Quant au second argument, nous y répondrons par ce fait clinique : Mathieu, au moyen de lavements de peptone, a pu nourrir des malades, *de telle sorte qu'ils ne perdaient pas de poids* et constater que ces malades accusaient toujours la sensation de faim ; pour la faire disparaître, il fallait leur anesthésier l'estomac à la cocaïne, autrement dit modifier la sensibilité stomacale.

Si la faim était due à l'appauvrissement et à l'usure des tissus, comment l'ingestion de corps inertes la calmerait-elle ? Certains sauvages mangent de l'argile pour tromper leur faim. Et pourquoi serait-elle absente dans la fièvre, où les combustions sont portées à leur maximum ? Pourquoi disparaîtrait-elle, une fois l'heure du repas passée ? Et les personnes qui n'éprouvent *jamais* le besoin de manger n'usent-elles pas leurs tissus et n'ont-elles pas besoin de les réparer ?

A l'état normal, la faim revient à intervalles égaux ; dans une même classe d'individus ayant une activité corporelle et cérébrale égale, ces intervalles varient avec l'habitude ; tel étudiant prend comme petit déjeuner une tasse de café au lait ou de chocolat avec du pain et ne saurait s'en passer sans éprouver des tiraillements d'estomac et un malaise général ; tel autre, ayant la même vie, reste sans rien prendre, de la veille au soir au lendemain à midi. L'intervalle compris entre le repas de midi et celui du soir est en moyenne de 7 heures, quelquefois 6 ; or la digestion gastrique et intestinale a tout juste le temps de s'accomplir durant ce laps de temps ; au moment même où les tissus reçoivent des matériaux nutritifs, dira-t-on que les cellules de l'organisme ont besoin de réparer leurs déchets ?

Et n'est-ce pas à la région épigastrique que tout le monde rapporte la sensation de faim, bien que Schiff, interrogeant un grand nombre de militaires à ce sujet, dise en avoir seulement trouvé deux qui aient indiqué leur estomac ?

C'est le plexus solaire qui produit périodiquement et régulièrement la sensation de faim ; s'il est vivement excité, il enverra à la conscience une sensation vive ; s'il l'est peu, une sensation faible. Un individu habitué à beaucoup manger continue à avoir faim lorsqu'il a pris la ration qui chimiquement lui était suffisante, parce que son plexus solaire n'a pas reçu une stimulation aussi intense que celle à laquelle il était habitué ; de même, qu'on donne un repas exclusivement végétal et *très nutritif* (haricots, lentilles, fromage) à une personne habituée à prendre deux plats de viande, elle éprouvera encore le faux besoin de manger.

Il en est de même de la soif ; certaines personnes absorbent par jour deux litres de liquide, d'autres à peine le quart de cette quantité ; les enfants oublient souvent de boire en mangeant ; nous connaissons tel collégien de 16 ans, bien portant, étant habitué à prendre plusieurs verres de liquide à chaque repas, qui fit récemment la gageure de rester deux jours sans boire et qui gagna son pari sans la moindre difficulté.

C'est l'état des centres nerveux qui règle la faim et la soif.

La faim est un phénomène qu'on observe dans toute sa simplicité chez le petit enfant et chez lui, plus que chez l'adulte, on remarque les effets de l'habitude ; chez le bébé dont les tétées reviennent à heure fixe et à intervalles déterminés, la faim apparaît d'une façon mathématique ; chez celui qui boit quand il lui plait, le désir de téter apparaît d'une façon presque continue.

Les effets de la faim sur le cerveau du petit enfant sont très nets, parce que son système nerveux est très sensible ; après une tétée, il s'endort ou joue, il est gai et dispos, plein d'entrain et de béatitude ; puis, quand l'heure du repas approche, il devient maussade et pousse des cris ne ressemblant ni à ceux de la colère, ni à ceux de la douleur et qui reviennent presque sans interruption ; ils ne seront calmés que pour un temps très court, par les chansons de la mère ou par un artifice quelconque ; c'est la satisfaction de l'estomac qui peut seule rendre au petit enfant sa gentillesse et sa gaieté.

Chez l'homme sain, quand l'heure du repas est dépassée sans que l'estomac ait reçu quelque aliment, il ne se produit le plus souvent qu'une céphalée légère et une sensation de fatigue générale ; beaucoup de personnes même n'éprouvent pas le moindre malaise.

Au contraire, il est une catégorie de dyspeptiques à faim exagérée, qui attendent avec difficulté l'heure de se mettre à table et chez lesquels se montrent des phénomènes marqués du côté du cerveau, par suite de l'excitation dont l'estomac est le siège.

A certains moments de la journée, de préférence à 11 heures et à 5 heures, il se produit chez certains dyspeptiques comme un déclanchement, puis un pelotonnement de l'estomac, la sensation de faim apparaît *brusquement*, elle est vive. Au bout de quelques minutes, la tête devient lourde, le sujet est incapable de se livrer à aucun travail intellectuel ; en même temps, tout le corps entre dans un état de malaise nerveux : les jambes fléchissent, les membres sont animés d'un tremblement à peine perceptible, les doigts ont des mouvements spasmodiques. La face est pâle et tirée, le caractère détestable, grincheux et entêté ; il y a un vide à la fois obscur et pesant dans la tête, les idées sont nombreuses, fugaces et rapides. Le malade sent monter en lui une colère sourde qui ne demande qu'un prétexte futile pour éclater. Tout son être physique et mental est concentré vers cette seule idée : manger.

Qu'on donne alors à l'estomac un aliment quelconque, presque instantanément tous ces phénomènes disparaissent. Cette sensation de faim est un besoin pathologique d'activité qui ne peut être calmé que par l'exercice (Beaunis).

A. Voisin a vu chez certains épileptiques des attaques se produire, au moment où l'estomac de ces malades ressentait la sensation de faim.

M. de Fleury cite le cas d'un amant très jaloux, dont la passion s'exaltait jusqu'à la fureur, à mesure que s'éloignait l'heure du repas et se calmait *subitement* par l'ingestion de nourriture.

« Il devient pâle et verdit par instants, tout comme s'il avait des coliques à l'âme. Il s'accoste à une embrasure; mord son mouchoir et s'évente avec, va faire un tour pour calmer son angoisse et puis revient s'hypnotiser devant l'objet de son exaltation.

« A un moment, il n'y tient plus, s'approche d'elle, ayant aux lèvres un sourire contraint et lui dit à l'oreille une injure féroce, tout ce qu'il peut trouver de pire, de plus bas : « Vous n'êtes qu'une fille » ou quelque chose d'approchant.

« Eh bien ! pour apaiser ce jaloux, pour calmer son angoisse, il faut très peu de chose : donnez-lui à souper ou bien faites lui prendre — j'ai répété dix fois l'expérience — un tonique quelconque, une perle de caféine ; tout de suite, il sera moins fou (1). »

Le personnage, à propos duquel Brillat Savarin rapporte l'anecdote suivante, était probablement un dyspeptique. Etant invité à un grand dîner, en compagnie de plusieurs amis, il arriva que le maître de la maison fut en retard et que les invités durent attendre quatre heures. Tous éprouvèrent bientôt des tiraillements d'estomac, mais « parmi tous ces martyrs, le plus malheureux était le bon d'Aigrefeuille, que tout Paris a connu ; son corps n'était que souffrance et la douleur de Laocoon était sur son visage. Pâle, égaré, ne voyant rien, il vint se hucher sur un fauteuil, croisa ses petites mains sur son gros ventre et ferma les yeux, non pour dormir, mais pour attendre la mort (P. 43). »

2° Jeune

C'est l'état d'un homme qui n'a pris aucun aliment depuis 24 ou 48 heures ou qui, pendant un nombre de jours plus grand, ne reçoit qu'une nourriture insuffisante. Ici, l'estomac n'agit plus seul, la pauvreté des tissus et l'atonie du système nerveux ajoutent leur action à l'irritation dont ce viscère est le siège, pour troubler le cerveau.

Quand le jeûne ne dure qu'un jour, par exemple, il peut produire chez certains individus une action plutôt bienfaisante, le cerveau est plus libre et plus alerte. Mais beaucoup de personnes, à système nerveux

(1) Introduction à la médecine de l'esprit ; page 370.

délicat, sont absolument incapables de rester 24 heures sans prendre quelque nourriture.

Les enfants ne peuvent pas supporter le jeûne, il se produit chez eux un véritable délire.

César disait qu'avec trois jours de diète on peut rendre un homme poltron.

Maury (*Le Sommeil et les Rêves*) raconte qu'un jour après s'être imposé, pour raison de santé, une diète sévère, il vit, dans l'état intermédiaire entre la veille et le sommeil, une assiette et un mets qu'y prenait une main armée d'une fourchette. Quelques instants après, plongé dans un vrai sommeil, il rêva qu'il était assis à une table bien garnie et qu'il entendait le bruit des fourchettes des convives.

Le baron de Trenck, enfermé dans un cachot et souffrant de la faim, voyait en rêve des tables bien garnies (1).

C'est, en effet, une caractéristique des effets du jeûne de concentrer toute l'attention de l'individu, à l'état de veille, vers le but à remplir pour pouvoir manger et de provoquer, pendant le sommeil, des rêves que nous appellerons rêves de nourriture. M. Mourly Vold, professeur à l'Université de Christiania, avec qui nous avons pu entrer

(1) Lassignardie raconte dans sa thèse qu'un de ses amis, étudiant étranger, ayant des convictions religieuses très fortes, jeûna d'une façon absolue pendant 48 heures. Le second jour, peu avant de s'endormir, il eut une hallucination. «Je croyais me trouver dans une chambre, au milieu de laquelle était dressée une table chargée de mets les plus succulents ; l'odeur du rôti venait flatter mon odorat mais il m'était défendu d'y toucher. Une grille me séparait de ces plats tentateurs. »

en relations, grâce à l'amabilité de notre ami, le docteur Jean Philippe, chef des travaux du laboratoire de psychophysiologie à la Sorbonne, a bien voulu nous faire l'honneur de répondre à certaines questions que nous lui soumettions ; il a pu, pendant quelque temps, recevoir les impressions d'un jeûneur de profession et vérifier cette assertion que, pendant le jeûne, on rêve de nourriture.

Tissié dit de même que les rêves d'origine digestive provoquent des images gustatives.

« Il semble que chaque organe ou plutôt que chacun des centres nerveux disséminés dans l'organisme a dans le cerveau une case qui lui appartient, à laquelle il est spécialement relié et à laquelle il peut donner des ordres, quand, pour des raisons diverses, le cerveau n'est plus en état de commander lui-même le fonctionnement de ces centres nerveux inférieurs.

Les intéressantes expériences que Maury a faites sur lui-même, pendant son sommeil, sont assez significatives ; pendant qu'il dort, une personne amie lui chatouille le nez, il rêve qu'on le soumet à un horrible supplice. On fait vibrer une pincette, il rêve qu'il entend un bruit de tocsin. On lui fait respirer de l'eau de Cologne, il rêve qu'il est dans la boutique d'un parfumeur. On le pince à la nuque, il rêve qu'on lui pose un vésicatoire. On approche de sa figure un fer chaud, il rêve de chauffeurs qui entrent dans les maisons et forcent les habitants à déclarer où est leur argent, en leur approchant les pieds d'un brasier. On lui verse une goutte d'eau sur le front, il rêve qu'il est en Italie, qu'il fait très chaud et qu'il boit du vin d'Orviette. On fait passer devant ses yeux une lumière entourée de papier rouge, il rêve d'éclairs et de tonnerre. »

Les pieux anachorètes qui se retirèrent dans les déserts de la Thébaïde, aux premiers jours du christianisme, exténués par l'abstinence, tombaient dans des transports qui touchaient à la manie furieuse.

Saint Antoine et Saint Jérôme étaient poursuivis pendant leurs jeûnes par des images lubriques. Mahomet percevait des bruits de cloches, et des cris de chats et de lapins.

Les Fakirs de l'Inde tombent dans de longues extases après leurs abstinences.

Guy de Maupassant, dans la Horla, a tracé un tableau typique de l'action du jeûne, de la faim prolongée, sur l'état mental : « Raudet avait faim, une faim de bête, une de ces faims qui jettent les loups sur les hommes. Exténué, il allongeait les jambes pour faire moins de pas; le sang bourdonnant aux tempes, les yeux rouges, la bouche sèche, il serrait son bâton dans sa main avec l'envie vague de frapper à tour de bras sur le premier passant qu'il rencontrerait, rentrant chez lui manger la soupe... Il avait envie d'entrer dans une de ces demeures, d'assommer les habitants et de se mettre à table à leur place. »

Ce tableau éclos dans l'imagination brillante d'un romancier n'est pas seulement une fiction. Folet rapporte l'histoire d'un jeune homme de quinze ans, Albert C..., habituellement doux et tranquille, qui, sur les remparts de Cambrai, après avoir erré deux jours sans nourriture, rencontre une fillette de 8 ans, la renverse, la frappe à la tête de coups de canne plombée et va se constituer prisonnier. Interrogé, il répondit à maintes reprises : « J'avais faim et je ne sais pourquoi j'ai agi de la sorte. »

Il n'est pas douteux que chez certains individus nerveux, à jeun depuis un certain temps, la responsabilité est atténuée et qu'un miséreux qui a faim et qui vole un pain à la devanture d'un boulanger mérite l'indulgence pleine et entière du tribunal devant lequel il est traduit.

3e Inanition

C'est l'état d'un individu qui, depuis un nombre de jours assez considérable, n'a pris aucune nourriture. Cet état entraîne des troubles psychiques graves et une profonde altération de la conscience.

Au siège de Jérusalem, en 79, la famine fut terrible. Les combattants qui tombaient servaient de nourriture aux survivants.

Pendant la famine de 850, des mères tuaient et mangeaient leurs enfants. De 855 à 876, les hommes s'entr'égorgèrent pour se manger les uns les autres.

En l'an 1000, on vit de jeunes garçons dévorer leurs mères. En 1022, on déterrait les morts pour les manger. En 1031, les voyageurs étaient arrêtés sur les routes, égorgés et leur corps partagé entre les agresseurs, qui étaient souvent des seigneurs châtelains. Un boucher, au marché public de Tournus (Saône-et-Loire), mit en vente de la chair humaine cuite (1).

(1) Raoul Glaber, historien du XIe siècle, cité par Lucien Guillemant. (*Histoire de la Bresse Louhannaise.*)

Voici un fragment de lettre qu'écrivait la mère Angélique Arnault, au temps de la Fronde : « Imaginez-vous qu'on trouva avant-hier une pauvre femme veuve qui a un enfant de cinq mois qu'elle voulait tuer par faiblesse d'esprit et parce qu'elle mourait de faim, afin d'aller quérir un nourrisson qui la fît vivre. » (Feillet. *La misère au temps de la Fronde.)*

Pendant la guerre de Trente ans, un chirurgien, amputant un poignet gangrené, le demanda comme salaire de l'opération et, séance tenante, le mangea.

En 1816, le naufrage de la *Méduse*, sur les bancs d'Arguin, obligea les passagers à un jeûne de 13 jours. L'année suivante, le chirurgien du bord, Savigny, décrivit, dans sa thèse, les effets de la faim et de la soif sur les naufragés ; ceux-ci éprouvèrent d'abord des idées noires, puis du désespoir et entrèrent dans une fureur délirante *au bout d'un jour*. (Il est probable que la triste perspective qui s'offrait à eux jouait un grand rôle dans la production de ce délire.) Les jours suivants, cinq ou six matelots voulaient crever les yeux à un capitaine d'infanterie qui se trouvait parmi eux ; puis, ils eurent des hallucinations, ils voyaient des vases contenant les boissons les plus exquises ; ils étaient d'une défiance réciproque, exagérée et soupçonneuse. Quant à Savigny, il était mieux partagé : « Des images assez riantes berçaient mon imagination ; je voyais autour de moi une terre couverte de belles plantations et je me trouvais avec des êtres dont la présence flattait mes sens. » Certains de ses compagnons éprouvèrent les mêmes sensations.

En 1896, les naufragés de la *Ville de Saint-Nazaire*

errèrent pendant sept jours, au gré des vents, dans un canot, sans vivres. Le docteur Maire rapporte que le second jour, ainsi que les autres, il eut des hallucinations de la vue ; il croyait voir des grisailles teintées de rose, qui représentaient des personnages de féerie, immobiles ou à mouvements très lents. Il eut aussi l'illusion d'être environné de toutes parts par une haute paroi blanche ; bientôt à ces hallucinations de la vue, vinrent se joindre des hallucinations de l'ouïe ; « le souffle du vent dans la jugulaire de ma casquette provoquait des sons semblables à des voix humaines. » Toute la nuit, il fut tourmenté par des cauchemars.

Les accidents ont permis aussi d'étudier l'action de l'inanition sur l'état mental. Lassignardie rapporte l'histoire, empruntée au *Medical and physical Journal* de 1820, d'un mineur et d'une femme, bloqués dans une galerie par un éboulement. Au bout de quelques jours, tous leurs sens se faussèrent ; ils éprouvèrent des bourdonnements d'oreille, qui leur semblaient des murmures d'eau courante et des chants d'oiseaux ; la femme sentait un violent parfum d'herbes écrasées et elle voyait de grandes taches jaunes voler devant ses yeux ; ces taches étaient si larges qu'elle se croyait dehors près d'un canal et d'un champ de blé éclairé par un beau soleil.

Pendant la retraite de Russie, les meilleurs amis ne se connaissaient plus : aucun n'avait d'oreille pour les supplications de son voisin et, si quelqu'un s'approchait d'un moribond, c'était non pour le secourir, mais pour voir s'il avait sur lui quelque aliment et pour l'en dépouiller.

Nous ne résistons pas au désir de reproduire ici quelques lignes de Salammbô, extraites du passage où Flaubert décrit les phénomènes mentaux qui se montraient chez les mercenaires bloqués dans le défilé de la Hache et dénués de tout aliment et de toute boisson : « Deux jours après, le temps redevint pur et la faim les reprit. Il leur semblait parfois qu'on leur arrachait l'estomac avec des tenailles ; alors, ils se roulaient, saisis de convulsions, jetaient dans leur bouche des poignées de terre, se mordaient les bras et éclataient en rires frénétiques.... » (p. 310.) « Ceux qui étaient nés dans les villes se rappelaient des rues toutes retentissantes, des tavernes, des théâtres, des bains et les boutiques des barbiers où l'on écoute des histoires. D'autres revoyaient des campagnes au coucher du soleil, quand les blés jaunes ondulent et que les grands bœufs remontent les collines avec le soc des charrues sur le cou. Les voyageurs rêvaient à des citernes, les chasseurs à leurs forêts, les vétérans à des batailles, et, dans la somnolence qui les engourdissait, leurs pensées se heurtaient avec l'emportement et la netteté des songes. Des hallucinations les envahissaient tout à coup ; ils cherchaient dans la montagne une porte pour s'enfuir et voulaient passer au travers. D'autres, croyant naviguer par une tempête, commandaient la manœuvre d'un navire ; ou bien ils se reculaient épouvantés, apercevant dans les nuages des bataillons puniques. Il y en a qui se figuraient être à un festin et ils chantaient. » (p. 311.)

De même, Merlatti dans ses jeûnes (que nous rangeons dans les cas d'inanition) avait des rêves, des cauchemars et des hallucinations ; il voyait des bandits prêts à lui couper la tête ou des amis défunts qui lui adressaient des reproches. Mais, à vrai dire, grâce à l'habitude, il n'éprouvait pas de très grands troubles psychiques ; il pouvait rester 50 jours sans manger et se maintenir dans un état assez satisfaisant.

En résumé : peu de retentissements psychiques de la sensation de faim chez l'homme sain ; chez le dyspeptique, troubles du caractère. Le jeûne produit le délire chez l'enfant et des hallucinations chez l'adulte. La faim poussée à ses limites extrêmes (inanition), provoque des hallucinations et de véritables cas de folie,

---

DEUXIÈME PARTIE

CHAPITRE VI

Priorité de l'estomac ou du système nerveux dans la production des troubles psychiques.

Nous allons maintenant aborder l'étude de l'influence de l'estomac malade sur la production, l'aggravation ou l'entretien de certains troubles psychiques et nous tenons à régler d'abord une question primordiale. Presque tous les dyspeptiques sont des nerveux et la plupart des nerveux sont dyspeptiques ; on voit dès lors tout l'embarras de la question, quels problèmes elle soulève et les objections qu'on pourra formuler contre cette thèse, qui a trait à l'influence que l'estomac est susceptible d'exercer dans le domaine de la sphère intellectuelle. De l'estomac ou du système nerveux, lequel des deux a été le point de départ des accidents psychiques. Certaines observations qu'on lira au cours et à la fin de ce travail ne sont-elles pas tout simplement l'histoire de neurasthéniques invétérés, qui éprouvent des malaises gastriques comme ils éprouvent des troubles mentaux ?

Sans doute, la question est délicate. Voici comment, à notre sens, on peut l'envisager.

Les faits montrent que c'est à la faveur d'une faiblesse et d'un mauvais équilibre du système nerveux que la dyspepsie apparaît. Les enfants issus de parents calmes et robustes pourront commettre des excès gastriques, sans éprouver le moindre malaise du côté de l'estomac ; ceux, au contraire, qui naissent de parents nerveux sont presque fatalement voués à la dyspepsie, s'ils suivent une mauvaise hygiène alimentaire ; s'ils prennent des mets lourds à digérer ou s'ils mangent à des heures irrégulières, ils ressentiront bientôt les symptômes de la maladie.

De même, la dyspepsie est fréquente chez la femme, bien que celle-ci soit plus sobre que l'homme, parce que son plexus hypogastrique est soumis périodiquement à une irritation et que cette irritation se transmet au plexus solaire, dont elle trouble l'équilibre. L'homme adulte deviendra lui aussi d'autant plus facilement dyspeptique que ses antécédents héréditaires nerveux seront plus chargés ou qu'il surmènera davantage son système nerveux.

C'est le système nerveux qui, quand il est affaibli, permet à toutes les maladies de naître ; n'en est-il pas ainsi pour la tuberculose et pour toutes les infections? Tel individu brave depuis plusieurs mois la contagion, parce qu'il est sain ; un beau jour, il commet des excès intellectuels ou physiques, il diminue la force de son système nerveux et, soumis à la même cause de maladie, il est contaminé.

Il en est de même de la dyspepsie ; mais, une fois installée, elle réagit sur le système nerveux, produisant des troubles psychiques, sensitifs et moteurs, d'autant plus intenses qu'elle trouve un terrain moins résistant ; elle devient cause efficiente et cause d'autant plus importante qu'elle agit d'une façon presque constante et qu'avec un mauvais régime, la dyspepsie va en s'aggravant.

D'autre part, voici le cas qu'on rencontre très fréquemment, surtout chez les gens de lettres ; un individu devient dyspeptique après un travail intellectuel trop intense. Pendant un certain temps, l'estomac subit passivement le contre-coup de la fatigue cérébrale ; puis, bientôt, il prend un rôle actif ; ne se contentant plus de recevoir des impressions pénibles, il en envoie au cerveau et aggrave du même coup les symptômes cérébraux. Et, comme l'estomac est un centre nerveux puissant, c'est lui qui va régler maintenant les allures de la maladie psychique ; au maximum de ses souffrances correspondra un paroxysme du mal d'en haut et ce n'est que lorsque le plexus solaire aura retrouvé le calme et l'équilibre que le cerveau sera susceptible d'être guéri.

Nous résumerons ainsi la question : la faiblesse du système nerveux permet à la dyspepsie de naître, *celle-ci réagit sur le système nerveux* et provoque des troubles d'autant plus graves qu'elle est plus intense.

Il est encore un fait qui mérite d'être mis en évidence, c'est que certaines maladies de l'estomac, comme la dilatation, peuvent évoluer et atteindre même une intensité remarquable, *sans attirer l'attention du sujet* (1) ; c'est alors l'examen physique, aidé des symptômes éloignés qui permettra de faire le diagnostic.

(1) Voir observation I et page 167.

Enfin, c'est une loi presque générale que toute dyspepsie ancienne se traduit surtout par des phénomènes non localisés à l'estomac ; après un excès gastrique, tel malade aura une migraine ou de l'obnubilation intellectuelle ou une douleur à un membre, les symptômes stomacaux restent obscurs et muets.

Ces cas sont trompeurs et pour le malade et surtout pour le médecin.

La dyspepsie et les fonctions de l'âme.

L'âme est un tout synergique et indivisible.

Néanmoins, et pour apporter de l'ordre dans notre étude, nous classerons en deux groupes les troubles psychiques engendrés par la dyspepsie. Dans un premier chapitre, nous exposerons ceux qui sont relatifs à la sensibilité ; dans un second, ceux qui ont rapport à l'intelligence et à la volonté.

CHAPITRE VII

Troubles produits par la dyspepsie dans le domaine de l'âme sensitive.

Nous commençons par la sensibilité l'étude des troubles psychiques, car, des fonctions de l'âme, il semble que ce soit elle qui apparaisse la première ; elle est antécédente à l'intelligence, à l'élément pensant et raisonné. Avant de comprendre, le petit enfant sent ; s'il pleure quelquefois sans raison, il est néanmoins susceptible d'éprouver une souffrance morale vraie et même une passion telle que la jalousie. La sensibilité est pour ainsi dire l'intermédiaire entre la vie intellectuelle pure et la vie nutritive.

C'est aussi elle qui semble être atteinte la première dans les maladies du corps et en particulier dans la dyspepsie. La sensibilité a en effet une physiologie automatique et toute réflexe ; la peur, la crainte, l'affection ou l'aversion sont des états d'âme qui naissent spontanément et brusquement, il n'est besoin de nulle opération mentale préalable pour que ces états soient réalisés dans la conscience. De même, c'est d'une façon presque mécanique que le grand sympathique irrité conduit le malade à la mélancolie, à l'hypochondrie, au suicide, etc... C'est par une réponse faite sur un ton agressif, par un mouvement inopportun d'impatience, par de l'indifférence à l'égard d'une personne à laquelle jusque-là il témoignait une vive affection, que le dyspeptique montre le trouble survenu dans son caractère.

MÉLANCOLIE HYPOCHONDRIAQUE. — TRISTESSE.

Le dyspeptique est un mélancolique triste. Tout ce qui se passe autour de lui le laisse indifférent et, à l'occasion de la plus petite contrariété, il donne libre cours à un flot de pensées sombres qui germaient en lui, il se retire seul, fait semblant de lire ou de se livrer à un travail quelconque et s'abandonne à une rêverie noire, qui n'aura d'autre effet que de provoquer une crise de larmes et d'aggraver son état stomacal.

L'individu normal, même quand il a une peine morale sérieuse, est capable de recevoir des sensations agréables qui fassent diversion à sa souffrance ; le mélancolique dyspeptique n'en est pas capable, « il y a entre lui et le monde extérieur un véritable mur contre lequel vient se briser toute espérance. » (Roubinovitch et Toulouse.)

Il se sent autrement fait que les autres hommes et il n'éprouve pas cette sympathie réciproque que tout être humain ressent vis-à-vis des personnes qu'il connaît. Souvent même, à certains moments où il souffre de l'estomac plus que de coutume, le dyspeptique, s'il aperçoit un ami, se détournera pour l'éviter.

Que pourrait-il dire à cet ami, en effet, sinon lui parler de son estomac, des malaises qu'il éprouve et des traitements qu'il a suivis. Rien d'autre ne peut l'intéresser ; son estomac ne lui laisse pas une minute de tranquillité ; le matin, il se sent triste et fatigué, encore plus que dans la journée ; il a la langue sale et la bouche mauvaise ; il se lève et se demande par quoi il commencera sa journée, il a plusieurs choses à faire, mais tout l'ennuie, à tout il voit des empêchements, surtout au moment de ses malaises gastriques. Pendant une certaine période de sa maladie, il se trouvait assez bien avant le repas, il avait à ce moment le cœur assez léger et l'esprit tranquille ; mais au bout de quelque temps, des brûlures sont survenues vers 10 ou 11 heures du matin et le plongent maintenant chaque jour dans un état de torpeur ou de surexcitation insurmontable. Après le repas, il éprouve ou bien un soulagement passager, et, pendant ce court espace de temps, il se sent renaître à la vie et il prend intérêt aux choses et aux faits qui l'entourent, il se sent redevenir un peu ce qu'il était autrefois ; ou bien son estomac devient lourd, la chaleur lui monte au visage, il sent comme un poids qui lui presse le cœur et le cerveau, tout courage l'abandonne ; il a beau lutter, il voit chaque jour plusieurs fois que son estomac le gouverne corps et âme, et il envisage avec épouvante la répétition incessante de ces phénomènes morbides.

Aussi, le dyspeptique ne tarde-t-il pas à tomber dans une hypochondrie complète. Comme il souffre depuis longtemps, chaque malaise physique successif a maintenant moins de travail à faire pour produire dans la conscience une impression profonde, de sorte qu'un malaise même léger suffit à le jeter dans un trouble intense; l'effet n'est pas en rapport avec la cause. C'est que la conscience est faussée; il y a dysesthésie psychique, selon l'expression de Griesinger; toute impression, quelle qu'elle soit, n'est plus reçue comme en état de santé. La conscience du dyspeptique hypochondriaque est trop sensible, mais ses souffrances ne sont pas imaginaires; c'est là un fait qui mérite d'être signalé, car le sens qu'on donne aujourd'hui au mot hypochondrie n'a pas sa raison d'être; un individu sain ne peut concevoir la douleur physique et ne peut se représenter qu'il est atteint de telle ou telle maladie; il faut pour cela une sensation primordiale, c'est-à-dire une modification physiologique; cette sensation est peut-être mal interprétée chez le dyspeptique hypochondriaque, mais elle existe. Le professeur Debove, dans une conférence sur le *Malade Imaginaire* de Molière, s'est appliqué à mettre en relief ce fait que les souffrances du mélancolique répondent à un trouble physiologique et ne sont pas le fruit de l'imagination.

Tout apparaît au dyspeptique sous un jour noir; il est incapable de se distraire, toutes ses facultés sont occupées ou plutôt inhibées par ses souffrances; il ne s'appartient plus, il devient une machine.

Il devient aussi misanthrope, il déteste et fuit le monde; il lui est du reste souvent impossible de séjourner pendant quelque temps dans une salle où sont réunies plusieurs personnes, car il est pris comme d'un étouffement et la présence d'êtres humains autour de lui suffit souvent à exaspérer ses malaises.

Caractère

Le fond du caractère doit être cherché dans la vie affective, bien plus que dans l'intelligence, a dit M. Ribot.

Le caractère du dyspeptique marche de pair avec l'état de son estomac. Au moment de ses souffrances ou simplement après un repas funeste, le malade n'est pas abordable. Prêt à saisir le prétexte le plus futile pour donner libre cours à son irritabilité, il entrera dans des colères furibondes, sans que personne réussisse à le calmer, les personnes qui l'entourent moins encore que celles qu'il n'a pas coutume de voir. S'il reçoit la visite d'un ami, il s'efforcera quelquefois d'être poli, mais rarement il y parviendra et plus l'ami fera un court séjour, plus il sera content ; en le reconduisant, il fera claquer la porte d'un geste de colère, puis, revenu à sa solitude, il maugréera contre le monde, contre cette sotte habitude qui veut qu'on aille déranger les gens à jour fixe, les ennuyer en s'embêtant soi-même et il souhaitera de vivre seul en pleine campagne, loin des intrus qui viennent l'irriter. Cette irascibilité, était déjà connue par Arétée qui appelait les dyspeptiques *repente irascentes*.

Le dyspeptique passe son temps à critiquer, nous dirions volontiers à ronchonner.

Ses affections, seront comme son amabilité, chose morte ; il sentira son cœur fermé, il se surprendra à ne plus aimer les êtres qui autrefois lui étaient chers et qui ne lui font que du bien, il ne comprendra plus les rêves d'adolescence, ni les charmes intimes des sentiments de tendre affection Sa sentimentalité est dans son estomac.

Si, à un certain moment, par l'effet d'un médicament ou plutôt d'un régime alimentaire approprié, cet organe le laisse quelque peu en repos, il se reprendra à aimer la vie, la nature et ses semblables, il entreverra la guérison possible, il redeviendra, comme autrefois, bon et aimant et il s'efforcera de compenser, par de bonnes pensées et de bonnes paroles, la noirceur du caractère qu'il montrait précédemment. Mais ce retour à lui-même ne durera que quelques heures ; à la moindre infraction de régime, la personnalité mauvaise reparaîtra.

Il n'est pas besoin de cas de grande hystérie pour constater le dédoublement de la personnalité ; le simple dyspeptique se montre sous deux aspects bien tranchés : l'homme et le monstre.

S'il s'agit d'un ministre ou d'un diplomate sujet à recevoir des requêtes, la mauvaise humeur aura chez lui des conséquences plus grandes, mais elle ne se montrera pas moins fréquemment. Voltaire a dit, en parlant du constipé : « Le blanc de ses yeux est d'un sombre ardent ; ses lèvres sont collées l'une contre l'autre ; il semble qu'il vous menace, ne l'approchez pas ; et si c'est un ministre d'Etat, gardez-vous de lui présenter une requête, il ne regarde tout papier que comme un secours dont il voudrait bien se servir, selon l'ancien et abominable usage des gens d'Europe. Informez-vous adroitement auprès de son valet de chambre favori, si Monseigneur a poussé sa selle, le matin. Ceci est plus important qu'on ne pense. » De même, informez-vous si le récipiendaire de votre requête est dyspeptique, informez-vous s'il a mangé des œufs à la coque pour son déjeuner, ou une langouste sauce piquante ; c'est de l'état de son estomac que dépendra souvent votre sort.

La plupart des fonctions sont troublées à la fois chez le dyspeptique. Nous ne possédons pas d'observation montrant telle fonction atteinte à l'exclusion de telle autre ; la plupart de celles que nous publions dans le cours et surtout à la fin de ce travail représentent un tableau morbide complexe. Cependant, nous tenons à placer ici l'observation suivante qui montre l'exemple d'un caractère détestable, d'apparence hystérique, guéri par un régime exclusivement stomacal :

Observation I

Mlle X..., a commencé à l'âge de deux ans à boire plusieurs carafes d'eau par jour (symptôme de dyspepsie).

Lisait à trois ans ; petit prodige à sept ans, elle compose une comédie ; mémoire extraordinaire, récite d'un bout à l'autre une pièce de théâtre, après l'avoir entendue une seule fois. N'aimait pas à jouer, préférait causer avec des personnes adultes.

A neuf ans, tout décline. Vers dix ans, incapacité totale à faire quoi que ce soit ; recommence vingt fois une lettre ; indifférente à tout, aux gronderies comme aux punitions. *Caractère détestable : très menteuse, très orgueilleuse, très capricieuse ; inventait des histoires pour le plaisir d'en raconter ; refusait de dire bonjour aux personnes qui ne lui plaisaient pas.*

Coliques fréquentes, vomissements bilieux, migraines, cauchemars, albuminurie.

A onze ans, danse de Saint-Guy, après le surmenage de la première communion. Vient à Paris consulter Charcot, qui lui indique un régime qu'elle suit *sans aucun profit* : douches froides, bromure, quassia, gouttes amères.

A 13 ans, elle vient consulter le professeur Bouchard, qui constate une dilatation stomacale très prononcée, s'étendant à 2 cm. au-dessous de l'ombilic et à 10 cm. à droite de la ligne ombilico-pubienne. *La malade n'avait jamais senti son estomac* : ni lourdeur, ni douleur, ni aucun phénomène subjectif.

Le professeur Bouchard accuse la dilatation de tous les troubles précédents et met la malade au régime sec.

Dès les jours suivants, les migraines et les cauchemars cessent ; au bout de quelque temps, le caractère s'améliore, ainsi que tous les autres symptômes, à mesure que la dilatation rétrocède.

A 17 ans, estomac à 4 cm. au-dessus de l'ombilic ; la malade qui n'éprouve plus aucun symptôme morbide se considère comme guérie ; par mesure de prudence, le professeur Bouchard lui fait continuer le régime.

A cette époque, c'est une personne sérieuse, dévouée, intelligente, à caractère excellent, qui n'a rien de commun avec l'insupportable fillette de jadis.

Cette observation aura sans doute à subir plus d'une critique ; mais on ne pourra nier le rôle pathogénique de l'estomac évoluant sur un terrain tout prédisposé, nous l'admettons bien, ni son rôle curateur. L'irritation nerveuse, la dyspepsie a eu pour conséquence de produire d'abord une exaltation des phénomènes psychiques (petit prodige), puis une obnubilation intellectuelle.

Émotivité. — Angoisse.

L'émotivité existe chez tous les nerveux, à un degré plus ou moins prononcé ; on la rencontre de même chez le dyspeptique, dont les symptômes nerveux ont été accrus par les souffrances stomacales.

« Toutes les conditions physiologiques ou pathologiques qui sont capables de provoquer la neurasthénie constituent une condition d'émotivité morbide : puberté, grossesse, allaitement, ménopause, traumatismes, affections générales, rhumatisme, goutte, diathèse, anémie, chlorose, les affections viscérales *et en particulier les maladies de l'estomac* et des organes génitaux. » (1)

Observation II

M. P..., instituteur, âgé de 52 ans, nerveux et dyspeptique depuis de très longues années, auquel nous donnons des soins depuis quelques mois, nous écrit : « A certains moments :

1° Le matin au réveil et jusqu'au premier repas du matin ;

2° Un peu vers les dix heures du matin ;

3° De trois heures et demie à cinq heures environ, j'éprouve, non pas une souffrance caractérisée, mais comme une sorte de besoin, un malaise, une inquiétude qui me paraît avoir son siège dans l'estomac et qui me porte aux idées tristes, à des craintes de toutes sortes, crainte de la mort, crainte de devenir plus malade, de perdre la tête, etc., etc. J'ajoute que c'est la troisième période qui dure le plus longtemps. Après souper, comme après le dîner de onze heures, je ne me sens plus de mal ».

C'est surtout pendant la digestion, ou vers cinq heures de l'après-midi que cette émotivité morbide se montre de préférence ; à ce moment, le moindre bruit insolite provoque chez le dyspeptique des palpitations de cœur, qui sont chez lui un symptôme constant et pénible, et en même

(1) Féré. — *Pathologie des émotions.*

temps, il éprouve comme un choc dans la tête et il perd toute contenance.

Qu'au moment d'une digestion particulièrement lourde, le dyspeptique ait à tenir une conversation avec une personne qu'il n'est pas accoutumé à voir, il sera comme étourdi, souvent incapable de diriger le cours de ses pensées ou même de ses mots ; que la même circonstance se reproduise à un autre moment, le matin à neuf heures, par exemple, quand son estomac est à peu près libre, le dyspeptique ne sera plus ému sans raison.

L'émotivité consiste, en effet, essentiellement dans un état d'angoisse et l'angoisse est un phénomène fréquent dans la dyspepsie.

Observation III

Madame L..., 39 ans. Souffre depuis plusieurs années de l'estomac ; brûlure, inappétence, sensibilité du plexus solaire.

Angoisse le soir en s'endormant ; mémoire diminuée.

Observation IV

Mademoiselle S..., 32 ans. Souffre de l'estomac depuis 3 ans ; lourdeur, dyspnée après le repas.

Tristesse, *angoisse*, insomnie,

Observation V

M. M..., 45 ans. Lourdeur, pesanteur après chaque repas, nausées ; estomac dilaté jusqu'à l'ombilic.

Nerveux, irritable ; *angoisse* pénible.

Observation VI (Angoisse).

Traduite de Alt ; Archiv. für psychiatrie, 1892 ; p. 419.

Adalbert M..., 38 ans, instituteur. Aucun antécédent héréditaire ; 6 enfants bien portants. Très actif, il était constamment surmené dans son école et occupé en outre par d'autres fonctions accessoires. Il avait l'habitude de manger beaucoup et à la hâte.

Depuis l'année 1888, début de la maladie actuelle : manque d'appétit, alternant avec une faim vive, nausées plusieurs heures après les repas, renvois désagréables, sensation de pression et de plénitude à l'estomac, tiraillement entre les épaules, sensation de fourmillement dans les bras et dans les jambes, accablement d'esprit, *angoisse intense*, persuasion de souffrir d'une maladie incurable. Dans ces derniers mois, les symptômes psychiques s'accroissent jusqu'à devenir insupportables. A cause de la tristesse constante et de l'impuissance à coordonner ses pensées, il ne pouvait plus remplir ses fonctions. L'angoisse, devenant de jour en jour plus continue et plus pénible, ne lui permettait plus de trouver aucune espèce de repos et l'empêchait de dormir. Quelquefois, crises d'angoisse dans lesquels il perdait complètement connaissance. Il lui semblait de plus en plus clair qu'il allait mourir d'une maladie du cerveau ou de la moëlle. Depuis quelques semaines, survenait fréquemment une migraine du côté gauche.

10 avril 1890. Etat actuel : le sujet, puissamment bâti et dans un état assez satisfaisant de nutrition, expose, d'une façon prolixe, sa maladie, avec une physionomie angoissante et découragée, exprime toujours la peur de ne pas pouvoir revenir à la santé et expose les craintes notées plus haut. L'examen physique fournit : langue chargée, mauvaise haleine, pouls 116 intermittent, tremblement des doigts, forte exagération du pouvoir réflexe. Dilatation gastrique à 1 travers 1/2 de doigt sous l'ombilic ; l'estomac est fortement proéminent et partout sensible à la pression.....

Prescriptions : lavage à l'eau chloroformée, alimentation riche en lait, veau rôti et peu de veau bouilli.

Après 3 jours de lavage à l'eau chloroformée, l'angoisse avait cessé ; sommeil assez bon ; l'appétit renaît. Les diverses paresthésies avaient complètement disparu.

18 avril. Le patient espère fermement redevenir bien portant, est assez libre au point de vue psychique ; se sent seulement encore très faible.

Dans la suite, le sujet qui, en attendant, avait repris son service avec joie et dévouement, se présente chaque semaine une fois à la clinique ; au bout de deux mois, il abandonne le traitement, parce qu'il se sent tout à fait bien.

En décembre, il revient et se déclare bien portant et complètement exempt de souffrances.

Sensation de mort

La plupart des crises stomacales s'accompagnent d'une anxiété générale ; le grand sympathique, en effet, a le pouvoir de produire, quand il est excité, une profonde dépression morale (Ch. Richet). Cette dépression et cette violente anxiété déterminent assez fréquemment chez le dyspeptique la sensation de mort ; ce n'est pas la peur de mourir, c'est la sensation qui résulte de l'oppression et de l'accablement dans lequel le sujet est plongé ; certaines personnes même font, dans ces moments, appeler leur confesseur et demandent l'extrême-onction, c'est le cas de la malade de notre observation XXVII, page 138.

Phobies.

Les dyspeptiques sont aussi en proie à une crainte constante et obscure, ils ont peur et ils ne peuvent définir la cause de cet état. Arétée avait déjà noté la crainte comme symptôme de la dyspepsie : *animi pendent*, disait-il. L'âme est en effet en suspens, tantôt d'une façon intermittente, à certains moments de la digestion, tantôt d'une façon chronique, et, au bout d'un certain temps, apparaissent dans l'esprit du malheureux dyspeptique de véritables phobies ; les uns ont la phobie de la parole, d'autres celle des nombres, d'autres celle des voyages.

Observation VII

Le jeune V..., six ans. *A la suite d'une indigestion*, il est pris de tremblement nerveux pendant toute une nuit. Depuis quelque temps, malaise après le repas, lourdeur d'estomac, gaz. *Peur de vomir après le repas, quand il est en public.*

Observation VIII

M. T..., 50 ans, souffre de l'estomac depuis quatre mois ; constriction après le repas, gaz, plexus solaire douloureux (1).

Etat mélancolique, *peur de la solitude et des voyages* ; degré de tristesse *variant avec l'aliment.*

Observation IX

M. D..., 39 ans. Depuis 15 ans, estomac lourd et chaud ; dilatation jusqu'à l'ombilic.

Ne peut fixer son esprit, tête lourde ; mémoire et volonté diminuées, idées de suicide, *horreur des nombres impairs ;* dit un mot pour un autre.

(1) Les recherches cliniques de Leven (1879), puis de Burkhart, Boas, Talma, Lahusen, et celles toutes récentes de J.-C. Roux ont montré que la douleur à la pression du creux épigastrique était due à la sensibilité du plexus solaire. Leven a indiqué en 1884 d'autres points douloureux péri-ombilicaux, situés à 6 cm. au-dessous, à droite et à gauche du nombril.

Observation X

Mme C..., 34 ans, mal réglée. Inappétence, crises de vomissements pendant 15 jours tous les deux mois ; nausées, régurgitations continuelles de liquide, soif, constipation.

Cauchemars. L'idée de se mettre à table la fait transpirer.

Pierre Janet (1) rapporte l'histoire d'un garçon de 31 ans, obsédé depuis 10 ans par la peur qu'on l'entende évacuer les gaz qui se produisent chez lui pendant la digestion. Il a commencé à l'âge de 16 ans à ressentir des troubles digestifs. Il est tellement désolé de son infirmité, pourtant peu grave, qu'il a pensé à se tuer ; il ne veut habiter avec personne et il a pris une chambre au sixième étage, pour moins courir le risque d'éveiller l'attention des autres locataires.

Un jurisconsulte de 52 ans éprouve depuis longtemps des digestions lentes et pénibles, des borborygmes, des flatuosités. Quand il se trouve au Palais, il est saisi par la crainte d'une lipothymie, qui appellerait sur lui l'attention du public. Quand il est au théâtre, dans une loge et sur le dernier rang, il n'éprouve aucune inquiétude, parce qu'il sent qu'il peut sortir librement ; mais, à l'orchestre, quand il est assis au milieu d'un grand nombre de spectateurs, sa crainte est d'autant plus forte qu'il voit plus d'obstacles pour se soustraire à l'attention de la société, s'il venait à se trouver mal.

Agoraphobie

De même, il est des cas d'agoraphobie qui semblent avoir une origine gastrique.

(1) *Névroses et idées fixes*, t. II, p. 147.

Rosenheim et Ewald en font mention parmi les troubles nerveux dus au catarrhe gastrique. Mayer et Pribram l'expliquent par une brusque élévation de la tension sanguine dans le cerveau, phénomène réflexe qui a son point de départ dans une excitation de la muqueuse gastrique.

Cordes, en 1872, donne comme facteurs les excès de toutes sortes, les fortes contentions d'esprit et les *troubles gastriques* prolongés. Cherbeswky, de Saint-Pétersbourg, rattache l'agoraphobie aux maladies du foie par un lien réflexe, dont le plexus cardiaque serait l'intermédiaire.

Par contre, Bouveret trouve que l'agoraphobie est rare et les états dyspeptiques nombreux ; pour lui, ce symptôme s'observe surtout chez les neurasthéniques. Mais combien de neurasthénies dues à une mauvaise hygiène alimentaire et entretenues par le mauvais état des fonctions stomacales !

L'agoraphobie consiste dans la peur des espaces. Le sujet est incapable de traverser une place, souvent même une rue, quand il est seul ; il lui faut un appui, plus psychique que physique, doit-on dire. S'il a le bras d'un ami pour s'y appuyer ou seulement s'il côtoie le mur d'une maison, il marche d'un pas normal, comme tout le monde ; mais s'il est seul, il est pris de frayeur et d'une angoisse insurmontable; il pâlit, le pouls et la respiration deviennent plus rapides, la tête lui tourne, une sueur froide l'envahit, ses jambes tremblent et sont prêtes à fléchir ; puis, l'estomac entre en jeu, des nausées apparaissent et parfois des crampes vives. C'est en somme un état émotif nauséeux, comparable à une indigestion ;

nous ne voulons pas prétendre par là que l'agoraphobie est due constamment à un trouble de l'estomac, mais les faits montrent que cet organe est capable de la produire dans certains cas.

Observation XI

Empruntée à Raphély (1)

M. X..., 36 ans, a peur dehors, ne peut entrer dans une église, ni traverser une place publique sans être accompagné ; il ne peut rester seul, ni jour, ni nuit. Il a du vague dans la tête, des noirs, craint de tomber en marchant ; la nuit, il éprouve des cauchemars ou bien il se réveille avec de l'angoisse, des bâillements et verse un torrent de larmes. Dans le jour également, il a des crises d'énervement et de peurs. Tout travail de tête lui est pénible.....

Il y a sept mois qu'il ne peut plus sortir seul, depuis un jour où *en sortant de table* il perdit la notion de ce qui l'entourait, et effrayé depuis lors, il est poursuivi par l'obsession que pareil accident lui arrive sans que personne puisse le secourir.

Il y a trois ans qu'il a des éructations ; à ce moment et même avant déjà, il éprouvait de la somnolence après le repas et avait toujours la langue sale. Il n'a jamais fait d'excès, mais prenait ses repas au restaurant et les ingérait avec rapidité.

Observation XII

Empruntée à Raphély (page 28)

M. X..., 50 ans, gros, gras, un peu pâle, pas d'antécédents de famille notables, se plaint d'énervements, de vertiges, d'hor-

(1) Essai sur les phénomènes psychiques de nature mélancolique liés aux troubles fonctionnels du foie. *Thèse*, Lyon, 1889, p. 27.

reur du vide ; il ne peut rester debout, à la même place, sans avoir de l'énervement, des maux de reins, des sueurs ; il transpire beaucoup, est frileux, faible.....

Or, on trouve encore chez lui les symptômes suivants : une selle diarrhéique par jour après le repas de midi, de l'insomnie qui commence à deux heures du matin, une langue sale....

Il y a 7 ans, pendant un mois, diarrhée de 5 à 6 selles par jour, suivie de *dyspepsie flatulente ; alors parurent l'énervement, les vertiges, l'horreur du vide.* Une cure alcaline amenda les symptômes pendant un certain temps.

Il y a 10 à 15 ans, M. X... eut régulièrement chaque matin des vomissements glaireux, de la pituite avec anorexie habituelle, mais il se croyait néanmoins très bien portant. Depuis longtemps avant déjà, et se portant très bien, il buvait 20 bocks de bière par jour.

SUICIDE

Entre le monde et l'homme, comme entre le cerveau et les organes, il y a une harmonie préétablie ; tout être éprouve, par le fait seul qu'il vit, une impression douce que lui envoient et le monde extérieur et la voix obscure des centres nerveux inférieurs dont les impressions réunies viennent constituer une partie du moi. Mais, quand le système nerveux de l'homme n'est plus dans un état suffisant d'équilibre, quand les sensations que lui envoie son propre corps sont pénibles, quand sa conscience est faussée et incapable d'apprécier à leur juste valeur les sensations qu'elle reçoit, le dégoût de la vie naît et en même temps le désir d'en finir avec elle.

Le malheureux dyspeptique, en proie à des souffrances physiques et morales constantes, ayant la haine de ses semblables et du monde qui l'entoure, accablé souvent de remords exagérés pour telle action qu'il a commise ou telle mauvaise pensée qu'il a eue, s'abandonne à l'idée fixe d'en finir avec la vie et a recours au suicide.

Brierre de Boismont dit que dans les cas de suicide brusque sans aucun motif, l'expérience apprend qu'il existe toujours un état maladif somatique ; sur 214 cas de suicide survenus dans des maladies déterminées, il trouve les affections de l'estomac présentes 16 fois.

Sèglas (1) rapporte l'observation d'une femme de 55 ans, sans antécédents nerveux, qui, à la suite de dyspepsie, d'anémie et d'érysipèle, devint maniaque et fit plusieurs tentatives de suicide.

Bouchard dit avoir observé quelques malades ayant des idées de suicide qui étaient évidemment liées à une dilatation de l'estomac.

Blanc Champagnac en rapporte un cas dans sa thèse (2). Il s'agit d'un rentier de 30 ans sans antécédents, qui, depuis 15 ans, avait des digestions pénibles, une pesanteur constante de l'estomac, des renvois, du ballonnement, des migraines, des vertiges et qui eut, à plusieurs reprises, des idées fixes de suicide.

Loiseau cite l'histoire d'un malade qui mit son idée à exécution (3). Agé de 50 ans, souffrant de digestions pénibles et lentes, n'ayant plus de sommeil, le malheu-

(1) *Archives générales de médecine*, 1893, t. II.

(2) Essai pathogénique et thérapeutique sur la dilatation d'estomac et sur son influence dans la neurasthénie. *Thèse*, Paris, 1889-90.

(3) De la folie sympathique. *Thèse*, Paris, 1856, p. 87.

reux disait : « Oui, je suis bien en ce moment ; je m'entretiens avec vous avec la plus grande liberté d'esprit, mais qu'un gaz se déplace dans mon abdomen et me cause une sensation pénible, aussitôt l'idée du suicide survient ; je cherche en vain à m'y soustraire, elle me domine aussi longtemps que je souffre dans l'abdomen. » Cet homme qui aurait dû être heureux, puisqu'il avait de la fortune, une femme et des enfants qu'il affectionnait et qui l'adoraient, parvint un beau jour à tromper la surveillance des siens et s'ouvrit les veines jugulaires avec de petits ciseaux.

Il n'y a pas lieu de s'étonner qu'une cause d'apparence si minime ait pu avoir d'aussi graves conséquences ; la production ou le déplacement de gaz indique une crise des centres nerveux abdominaux, ceux-ci irrités, réagissent sur le cerveau (1).

Belhomme a vu l'ingestion d'un purgatif donné contre un embarras gastrique déterminer l'apparition des idées de suicide.

(1) Une simple pression sur la région épigastrique détermine, chez certains dyspeptiques, une sensation d'étouffement, souvent une syncope. Le pouvoir réflexe des plexus nerveux sympathiques est si grand, qu'un choc épigastrique peut déterminer la mort ; Leube a publié l'observation d'un malade qui était pris de vertige toutes les fois qu'il avait à subir le toucher rectal (cité par Mathieu) ; Potain a vu l'ingestion de quelques bouchées de salade déterminer *immédiatement* la dilatation du cœur et une crise de dyspnée. Baillarger cite un cas de cathétérisme de l'œsophage ayant déterminé la mort immédiate chez un fou : Louyer Villermay rapporte l'observation d'une femme qui, pour faire boire à son enfant une eau minérale très froide, en but elle-même un grand verre ; elle éprouva immédiatement une vive douleur à l'estomac et contracta à la suite une névrose des plus violentes.

Inversement, Amelung, dans un mémoire publié en 1844, rapporte un cas de lypémanie suicide lié à un embarras gastrique et qui céda à un éméto cathartique.

Excitation génitale.

Le désir génital provient ou d'une idée éclose dans le cerveau, ou plus naturellement de l'excitation du plexus hypogastrique, qui innerve les organes de la génération.

Or, tous les centres nerveux se tiennent et s'influencent réciproquement; le plexus hypogastrique est susceptible de recevoir une excitation des centres qui l'environnent et en particulier du plexus solaire.

Après un repas copieux, l'homme normal, surtout s'il a absorbé de la viande en trop grande quantité, et tout état d'ivresse mis de côté, se sentira porté par une excitation intérieure à accomplir l'acte génital.

Certains dyspeptiques au contraire, éprouvant une lourdeur d'estomac après le repas, se trouvent plongés dans un état de froideur génitale absolu.

Mais, certains autres, au moment de leurs malaises gastriques et principalement lorsqu'ils souffrent de leur fausse faim, sont en proie à une excitation génitale très grande, alors même qu'il y a défaut complet d'érection. Arétée disait déjà : « Lorsque le mal est parvenu à son comble..., ils ont un désir insatiable pour le coït. »

Ce n'est pas seulement d'une façon immédiate que l'estomac agit sur le centre nerveux génital et sur le cerveau ; le dyspeptique échappe rarement à cette loi que, le lendemain du jour où il aura commis quelque excès gastrique, un désir subconscient de coït germera en lui, et *malgré lui*. S'il s'y adonne, si, averti par l'expérience précédente, il n'a pas la force de résister à ce désir faux et malsain, ce désir reviendra ensuite encore plus fort et, l'acte génital retentissant à son tour sur les phénomènes locaux, sa dyspepsie sera par là augmentée et le malade entrera dans un cercle vicieux, d'où il ne sortira que difficilement.

CHAPITRE VIII

Troubles produits par la dyspepsie dans le domaine de l'âme intellectuelle et volontaire

Nous commencerons par étudier l'action de la dyspepsie sur la production des rêves, des cauchemars et des terreurs nocturnes, symptômes qui ont trait à l'intelligence pendant le sommeil ; puis nous examinerons les phénomènes morbides qui se rapportent à la vie mentale à l'état de veille.

Rêves. — Cauchemars. — Terreurs nocturnes

Pendant le sommeil, alors que le corps réduit au minimum ses dépenses, et qu'il répare les pertes qu'il a subies, les phénomènes cérébraux entrent aussi dans une phase de moindre activité.

Mais le cerveau n'est pas complètement en repos ; si la conscience claire a disparu, la conscience obscure veille encore ; les impressions de la veille y subissent un travail sourd, les sensations qui arrivent du dehors (bruit extérieur, contact) et du dedans (douleur) y sont élaborées, certaines associations se forment ; c'est de tout ce mélange d'éléments d'origine diverse que naissent les rêves.

Le cerveau fonctionne pendant le sommeil, mais il perd son pouvoir directeur, l'automatisme l'envahit en partie ; telle sensation qui, à l'état de veille, serait restée sans effet, parce qu'elle aurait été immédiatement réfrénée, agit puissamment pendant le sommeil ; il n'y a plus de frein, plus de discipline ; les idées, les images ont libre cours et les conceptions les plus fantastiques germent et se développent sous l'influence d'une cause souvent minime.

C'est ainsi que, même chez un sujet sain, la présence dans l'estomac d'aliments de digestion difficile provoque des songes pénibles. Tout trouble apporté dans le système nerveux gastrique retentit pendant le sommeil sur les fonctions mentales.

Spitta rapporte l'histoire d'une romancière qui avait coutume de faire un repas très copieux, immédiatement avant de se coucher, quand elle voulait provoquer chez elle des rêves horribles, pour avoir, le lendemain, des matériaux tout prêts pour ses descriptions.

Mais, outre la quantité, il semble que la nature des aliments joue aussi un certain rôle pour orienter dans tel ou tel sens la vie cérébrale endormie. Maury (1) cite le cas d'un philologue allemand qui, chaque fois qu'il mangeait de la graisse, même à son insu, rêvait qu'il marchait dans l'eau et Roulleaux (2) pense que la nature des rêves dépend souvent du genre de saveur qui nous reste dans la bouche. « Il m'est arrivé dans un cas semblable de rêver manger sans cesse et comme malgré

(1) *Le sommeil et les rêves*, 1878.

(2) *Thèse*, Paris, 1833. *Des rêves* ; p. 29.

moi des choses excessivement salées ; enfin, je m'éveillai et trouvai ma bouche, ma salive d'une âcreté et d'une amertume insupportables ; mais, je m'expliquai bientôt aussi la cause de ces songes pénibles, quand je sentis mon estomac embarrassé et douloureux. »

Le dyspeptique souffrant d'une façon presque constante, même en dehors des crises de douleurs ou de lourdeur, le sommeil est presque toujours mauvais chez lui et troublé soit par des rêves prolongés quelquefois agréables (1), soit plus souvent par des cauchemars. Après le repas du soir, le malade est souvent envahi par une somnolence à laquelle il a rarement le courage de ne pas céder ; il se couche, persuadé qu'il va continuer facilement ce sommeil spontané ; mais, au bout de peu de temps, il sent un poids qui l'étreint à l'épigastre, puis cette sensation monte au cerveau, le cauchemar apparaît, tellement pénible la plupart du temps, qu'il réveille le malade en sursaut.

Un malade soigné par Tissié, de Bordeaux, et atteint de cancer du pylore, rêvait qu'il mangeait des serpents.

Une malade de Duchon, dyspeptique depuis un an, rêvait de sa petite sœur qui était morte, elle croyait l'enterrer avec ses mains. La malade de notre observation I, page 85 voyait dans ses cauchemars des meurtres et des assassinats. Une fillette de 13 ans, Honorine C..., que nous avons observée dans le service de M. Comby, qui avait été soignée, il y a 2 ans, au dispensaire de Furtado Heine, pour

(1) Une malade de Tissié rêvait qu'elle était dans la boutique d'un pâtissier et qu'elle mangeait à satiété toute espèce de pâtisseries aromatisées avec de la fleur d'oranger.

dyspepsie, et qui souffrait encore de l'estomac, rêvait d'enterrements, ou qu'elle tombait dans l'eau, d'autres fois elle croyait qu'on l'assassinait ou qu'elle mourait. Une autre dyspeptique de 14 ans, sentait avant de s'endormir, son lit osciller et se pencher et rêvait qu'elle faisait des chutes sans fin dans un précipice ; elle se réveillait en poussant des cris.

Le jeune S..., âgé de 15 ans, vomit de temps en temps, souffre après chaque repas, est constipé et a beaucoup de gaz, il parle toute la nuit, en dormant. Le jeune M..., 7 ans 1/2, dyspeptique, crie pendant son sommeil.

Chez les enfants encore plus jeunes, (2 à 6 ans), dont l'appareil digestif et le système nerveux sont plus délicats, les cauchemars apparaissent sous forme de terreurs nocturnes. C'est deux heures et demie ou trois heures après le repas du soir que l'accident apparaît ; l'enfant se réveille brusquement, se dresse sur son lit, les yeux fixes, ouverts. Il voit des animaux ou des voleurs, pousse des cris, appelle ses parents, mais ne les reconnaît pas ; ni consolation, ni caresses ne peuvent le calmer. Au bout d'un temps qui varie de quelques minutes à une demi-heure en moyenne, l'enfant à une crise de larmes ou de sanglots, quelquefois une émission involontaire d'urine, mais jamais de convulsions et il se rendort.

La plupart des auteurs (West, Bouchut, Comby, Moizard, Silhermann) s'accordent pour attribuer aux troubles gastro-intestinaux et surtout dyspeptiques un rôle pathogénique important dans la production de cet accident.

Observation XIII.

Due à l'obligeance de M. le docteur Comby.

Garçon de 5 ans, assez développé, ayant de l'embonpoint.

Mère bien portante ; père dyspeptique, a été soigné pour une dilatation d'estomac.

L'enfant, né à terme, nourri au sein par la mère, a marché à 16 mois. Rougeole à 3 ans, constipation habituelle. Actuellement, il est pâle, un peu anémique ; ventre gros, estomac dilaté, clapotage au niveau de l'ombilic.

Depuis quelque temps, il mange et boit beaucoup. En rapport avec ces excès gastriques, apparaissent de fréquentes terreurs nocturnes ; vers minuit, l'enfant se réveille tout à coup en pleurant ; la mère accourt et constate qu'il a les yeux fermés et qu'il n'a pas conscience de ce qui se passe ; puis, la crise cesse assez rapidement.

Observation XIV.

Due à l'obligeance de M. le docteur Comby.

Garçon de 6 ans, assez grand, mais pâle, délicat, dyspeptique depuis longtemps ; mange peu, boit beaucoup ; dilatation de l'estomac, constipation opiniâtre.

Toutes les nuits, réveil avec pleurs et frayeurs ; il voit des animaux, des serpents. La mère accourt et le prend dans ses bras ; il se rendort, la plupart du temps, sans la reconnaître.

Quand l'enfant est plus constipé, quand ses digestions sont moins bonnes, les terreurs nocturnes redoublent. Quand la dyspepsie s'amende, il reste plusieurs nuits sans se réveiller.

L'enfant a une sœur de 3 ans et demi, plus forte, mieux portante et digérant bien ; quoiqu'elle soit nerveuse et que son sommeil ait été troublé par des végétations adénoïdes, elle n'a jamais eu de terreurs nocturnes.

Observation XV

Due à l'obligeance de M. le docteur Comby.

Il s'agit d'une grande fillette de 15 ans, non encore réglée, originaire d'Amérique, qui est amenée à M. le docteur Comby pour un état général assez sérieux.

Elle maigrit, ne mange pas, souffre de la tête et s'affaiblit. Il y a longtemps qu'elle se plaint de troubles digestifs et, en Amérique, on a parlé de lui faire un lavage de l'estomac ; elle est atteinte de constipation opiniâtre. Elle boit beaucoup aux repas et souvent en dehors. Vomissements fréquents. Céphalée.

L'examen révèle un clapotage descendant au-dessous de l'ombilic et une sonorité tympanique remontant haut vers le cœur. Rien à l'auscultation ; rien au foie ni dans les autres organes.

La malade est sujette depuis longtemps aux terreurs nocturnes. Très souvent, la nuit, elle se réveille en sursaut, ayant peur (elle ne peut définir la cause et la forme de ses frayeurs) ; elle s'assied sur son lit, pleure et pousse des cris ; puis elle ne tarde pas à se rendormir.

Le père est maigre et sujet aux migraines ; mère obèse ; sœur de 16 ans, forte et ayant aussi une tendance marquée à l'obésité.

Intelligence. — Attention

A la période primitive de la dyspepsie, l'intelligence, la fonction cérébrale la plus élevée, est rarement atteinte ; l'excitation dont l'estomac est le siège se transmettant au cerveau, on voit même quelquefois l'intelligence subir une excitation parallèle, témoin la malade de notre observation I, page 85.

Mais, habituellement, c'est le phénomène inverse qui se produit.

Souvent le dyspeptique éprouve, après le repas, une lourdeur mentale qui le rend incapable de tout travail et cette incapacité dure aussi longtemps que son estomac est surchargé. Il tombe dans un état de somnolence qui l'envahit de plus en plus ; la face est rouge, congestionnée, d'autres fois pâle ; il sent une fatigue et une paresse invincibles s'emparer de lui. Puis, vers trois ou quatre heures de l'après-midi, lorsque son estomac ne souffre plus, il redevient libre et léger d'esprit, il peut se livrer avec fruit à son travail habituel.

Il est incapable souvent de la moindre attention.

A certains moments de ses malaises gastriques, il lui sera impossible de lire un journal ; il passera d'une colonne à une autre, commencera à lire le début d'un article, pour en choisir un second au bout de quelques minutes et finalement, il sera pris d'un bâillement stomacal et posera là le journal, pour retomber dans la torpeur qui l'a saisi et à laquelle il ne peut échapper. Il lui arrivera même de ne pouvoir prendre part au moindre divertissement : tel Voltaire à la cour de Frédéric II ; il s'ennuiera au théâtre comme au coin de son feu et ne pourra coordonner dans son esprit les diverses étapes de la pièce qu'il verra se dérouler devant lui.

Quand le dyspeptique souffre depuis plusieurs années, il est rare que son intelligence ne paye pas, comme son corps, un tribut, non plus intermittent, mais chronique, à la maladie. Il arrive à un état d'obscurité cérébrale permanent, il n'assimile plus facilement ce qu'il lit, il est obligé de faire effort pour comprendre ce qui auparavant lui apparaissait d'une clarté évidente, et, malgré toute la peine qu'il se donne, il ne peut plus fournir la même somme de travail qu'autrefois et il sent que son niveau intellectuel baisse.

Cet état chronique augmente encore d'intensité au moment des malaises de l'estomac ; si le dyspeptique est apte à fournir un travail moyen et profitable quand il est à jeun ou que plusieurs heures se sont écoulées depuis son repas, il en sera absolument impuissant pendant la période digestive ou lorsque ses souffrances sont vives ; si, à ce moment, il est obligé de faire quelques opérations de calcul ou d'écrire un travail qui doive être ordonné, il sera obligé de recommencer plusieurs fois, dix, vingt quelquefois, pour aboutir à un résultat juste ou satisfaisant : si même il a une simple lettre à écrire, les mots les plus banaux ne lui viendront pas à l'esprit et il emploiera un temps fort long à cette tâche pourtant simple.

Le dyspeptique tombe à certains moments dans un état très proche de l'abrutissement. « A la suite de ces mêmes souffrances gastriques un peu prolongées, je sentais mon intelligence s'affaiblir, mon cerveau se creuser, mes facultés s'anéantir, au point que j'eusse été incapable d'enchaîner deux idées. Dans de tels moments, j'eusse pu représenter le prototype de l'abrutissement le plus parfait. Cet étrange état se maintenait tant que durait la gastralgie (souffrance de l'estomac) et disparaissait avec elle (Hamon) (1). »

(1) De quelques chronogastries. *Thèse*, Paris, 1851. p. 23.

Mémoire

La mémoire, elle aussi, a à souffrir chez les dyspeptiques. Son exercice normal suppose un état normal du cerveau, car elle est, ainsi que l'a dit M. Ribot, un fait essentiellement biologique et par accident un fait psychologique. Elle se compose de trois éléments : la conservation d'un état de conscience antérieur, la reproduction volontaire de cet état et sa localisation dans le passé ; c'est donc une fonction compliquée. De plus, certains souvenirs, unis par les lois de l'association des idées, reviennent dans le champ de la conscience, sous forme de séries plus ou moins longues ; qu'un des chaînons unissant les termes d'une de ces séries vienne à se rompre, il se produira une lacune, un trou dans la pensée. C'est ainsi qu'il arrive souvent qu'on s'arrête net au milieu d'une phrase, sans pouvoir aller plus loin.

C'est là un fait qu'on a coutume d'attribuer toujours à la neurasthénie, mais qu'on rencontre dans la dyspepsie ; il y a, du reste, une neurasthénie gastrique.

On trouvera, quelques pages plus loin, des observations montrant des exemples de troubles de la mémoire dus à l'estomac. Nous voulons seulement citer ici deux cas : l'un de Robin, l'autre de Pierre Janet.

Robin rapporte l'histoire d'un officier fort intelligent qui, *pendant la période digestive*, perdait brusquement la notion des lieux où il se trouvait et devenait incapable de retrouver la porte de sa chambre ou de se rappeler la direction dans laquelle il marchait « et cela avec une parfaite conscience de son oubli » (1).

Pierre Janet cite le cas d'une femme de 30 ans qui se présente à lui avec l'aspect d'une neurasthénique et qui se plaint *surtout de digestions extrêmement pénibles, suivies tantôt de diarrhée, tantôt de constipation et chez laquelle l'estomac est dilaté et clapotant.* Elle a dû renoncer à son métier d'institutrice qui l'énervait, elle ne veut et ne peut s'occuper à rien. Indécise et hésitante sur la moindre décision à propos de tout, elle reste des heures à se demander si elle doit sortir ou rentrer. Elle a aussi des troubles de l'attention : « je ne comprends rien, je perds mes idées » qui se présentent surtout chez elle sous forme d'*amnésie continue.* Elle oublie tout ce qui vient de se passer, ne sait plus comment elle vit, et se souvient de son enfance mieux que de la veille (2).

M. Janet ne voit chez cette malade rien autre que la neurasthénie; mais, peut-on méconnaître le rôle de l'estomac, comme dans cette circonstance où c'est cet organe qui commence une rechute ? « Vers 21 ans, voici que peu à peu les digestions deviennent mauvaises, la fatigue augmente, un peu d'excitation, et de nouveau réapparaît le grand état aboulique qui dure près de 18 mois. »

APHASIE TRANSITOIRE

Ce n'est pas seulement sur la mémoire des mots que retentissent les troubles dyspeptiques.

(1) *Les maladies de l'estomac*, fasc. II, p. 677.
(2) *Névroses et idées fixes*, t. II, p. 55.

Bouchard a publié des cas d'aphasie transitoire, ou d'amnésie motrice, c'est-à-dire de perte de la mémoire des signes vocaux ou des moyens par lesquels les mots sont articulés, dus à la dilatation de l'estomac. De même, Henoch, de Berlin, rapporte l'histoire de plusieurs enfants atteints d'aphasie consécutivement à une indigestion et guéris par un simple vomissement qui libérait leur estomac et en même temps leur cerveau.

Observation XVI

Berliner Klinische Wochenschrift, 1883 ; n° 22. page 334.
Communication à la Société de médecine de Berlin.

Il y a environ un an, on amena à ma polyclinique une enfant qui, au dire de sa mère, était aphasique depuis environ une heure. Cette petite fille, âgée de 3 ans, jusque-là bien portante, semblait avoir perdu tout à coup la parole et était incapable de prononcer un seul mot, sauf le son « aou » quand on la pinçait.

Lorsque (1) je revis l'enfant, une heure plus tard, je trouvai la parole complètement récupérée, et cela après un vomissement spontané, par lequel la malade avait rejeté quelques cerises avalées presque sans être mâchées.

Ce fait excita en moi un vif intérêt, parce qu'il me rappelait ces cas décrits par moi sous le nom d'asthme dyspeptique, que j'avais eu auparavant l'honneur de vous exposer, cas dans lesquels de violents symptômes d'asthme, avec cyanose et fréquence extrême du pouls filiforme, étaient causés seulement par une indigestion et qui disparaissaient rapidement par la guérison de celle-ci. Dans le cas d'aphasie que je vous communique aujourd'hui, nous avons de nouveau devant nous un réflexe de

(1) Il semble qu'il y ait là une lacune ; nous avons traduit fidèlement, sans rien omettre.

l'estomac qui, précisément, se passait dans une autre sphère du système nerveux central. Sûrement, de tels cas doivent être rares, car je n'ai pu trouver rien de semblable dans la littérature, même dans les œuvres de Stoll, qui renferment de si bizarres exemples de curiosités gastriques.

Observation XVII

Peu de temps après se présentaient encore à moi deux cas qui faisaient connaître clairement l'action réflexe d'une irritation de l'estomac (*Magenreizung*) sur l'organe central — et d'une façon quelque peu compliquée.

Le premier concernait un garçon bien portant qui s'était énormément surchargé l'estomac le jour de son malaise. Au dire de son père, il avait mangé en peu de temps des poires, de la choucroute, des gâteaux aux pommes, en un mot les choses les plus hétérogènes. Jusqu'au soir, il se sentit bien ; il se coucha, mais se réveilla dans la nuit avec de fortes coliques et eut une diarrhée extrêmement liquide et fétide. Vers le matin, il tomba tout à coup dans une torpeur complète (*Sopor*). Le médecin de la maison fut si frappé de cet état que, malgré les violents symptômes intestinaux qui s'étaient montrés dans la nuit, il ne pouvait écarter l'idée de méningite, d'autant plus qu'une très violente fièvre s'était déclarée. Vers midi, je vis le garçon pour la première fois et je le trouvai encore complètement *soporôs*.

Là aussi, il y avait depuis le matin aphasie, et le gamin ne prononçait que le son « aou » quand on le pinçait, comme dans le 1er cas. C'est précisément ce symptôme qui me fit dépeindre aux parents la chose comme peu importante et qui me fit les exhorter à la patience. Nous ordonnâmes seulement de l'acide chlorhydrique et, déjà dans le cours de l'après-midi, la connaissance revenait peu à peu au malade ; le soir, il retrouva la parole ; le lendemain matin, je trouvai le garçon bien portant, il avait seulement la langue chargée.

Il y a environ 10 jours, on appòrta à ma clinique un garçon qui était tombé pareillement dans une torpeur complète et duquel on ne savait rien, sinon qu'il avait beaucoup vomi et était tombé immédiatement après dans une torpeur profonde ; mais, comme je le fais expressément remarquer, il n'y avait pas eu de convulsions. Nous le trouvâmes à la clinique sans connaissance et sans parole, comme cela arrive dans la méningite ; mais, d'une part, la fièvre très minime et d'autre part, l'enduit blanchâtre et épais de la langue me firent penser qu'il se préparait un pronostic analogue au dernier cas, et je ne m'étais pas trompé, car, déjà dans l'après-midi, la connaissance revenait ; le jour suivant, l'enfant était complètement guéri et sans fatigue.

Après Henoch, Sigmund communique un cas d'aphasie du même genre.

Observation XVIII

Une petite fille de 9 ans, délicate et irritable, s'éveilla à son heure habituelle, après avoir passé une nuit tranquille et sans éprouver le moindre malaise. Une heure après s'être habillée, elle se plaignit de chaleur à la tète et devint alternativement brûlante et pâle. Tout à coup, ce symptôme cessa et la malade devint incapable de prononcer un mot, même quand on la questionnait ; elle allait de ci de là, errant comme si elle cherchait quelque chose. Son impuissance à parler devint encore plus manifeste grâce à la circonstance suivante : comme ses frères et sœurs entraient pour souhaiter à leur mère sa fète, la fillette alla embrasser sa mère sans pouvoir articuler un son. Il n'y eut pas trace de convulsions.

Au bout de 20 à 25 minutes apparurent des vomissements qui se composaient des restes du repas de la veille. Une indigestion avait été causée par des aliments particulièrement lourds pris dans une réunion.

Immédiatement après le vomissement, la parole réapparut dans toute sa précision.

Lorque je vis l'enfant deux heures après l'accident, elle était pâle et avait la tête un peu chaude. La parole et les fonctions intellectuelles étaient complètement normales ; le pouls un peu petit, pas notamment accéléré, régulier ; les deux pupilles réagissaient également et vivement à la lumière ; la langue était chargée d'un enduit blanchâtre.

Le souvenir des événements qui s'étaient passés pendant la période d'aphasie était absent.

MUTISME. — DIFFICULTÉ A TROUVER LES MOTS.

Ces cas d'aphasie sont certes très rares, mais un fait qu'on rencontre très fréquemment chez les dyspeptiques et qui a trait à la parole est la lassitude que certains éprouvent à causer ou plus exactement le mutisme involontaire qui s'empare d'eux.

Il arrive souvent que le malade se met à table assez gai et qu'il prend part à la conversation avec autant d'entrain que son entourage ; puis, brusquement, après quelques bouchées ou quand la fin du repas approche, il éprouve une lourdeur à l'estomac et il sent que cette lourdeur se porte du côté droit ou gauche de préférence de son cerveau ; alors, il se tait ; si on lui pose certaines questions, souvent il n'y répondra pas ou bien il lancera un mot évasif qui, pour lui, tiendra lieu de vraie réponse. Cet état durera une demi-heure, une heure, rarement plus et réapparaîtra le lendemain ou le soir même, dans le courant ou à la fin du repas.

Il arrivera fréquemment aussi au dyspeptique d'avoir de la peine à parler ; les mots ne se présenteront pas spontanément à sa pensée, il les cherchera ou même en dira un pour un autre et cette dysarthrie mentale sera conditionnée par les souffrances ou l'embarras de l'estomac et disparaîtra avec eux.

Observation XIX

Mme D..., 57 ans, arthritique. Après un dîner copieux, congestion du visage, mal de tête, amnésie, parole embarrassée, elle pose une question puis ne sait plus ce qu'elle a dit, ou bien elle répond un mot pour un autre ; cet état dure jusqu'à 2 ou 3 heures du matin et se reproduit un grand nombre de fois, après chaque repas abondant. Elle se met à un régime sévère, ces symptômes cessent ; mais il suffit qu'elle boive un demi-verre de vin, pour que tous les phénomènes réapparaissent.

Observation XX

M. G..., 25 ans. Il y a quelques années, brûlure à l'estomac, puis régurgitations. Actuellement, digestion lourde ; fringales ; points ombilicaux gauche et droit douloureux.

Dès qu'il a terminé son repas, tristesse, parole difficile, a de la peine à penser.

Observation XXI

M. C..., 47 ans. Dès l'âge de 20 ans, éprouvait une douleur d'estomac après le repas ; maux de tête fréquents. Actuellement, langue sale, constipation, gaz, plexus solaire douloureux à la pression.

Après le repas, anéantissement qui dure 3 heures et pendant lequel il lui est impossible de lire. Tristesse, mémoire diminuée ; a à parler fréquemment en public et en est incapable.

Observation XXII

M. L..., 38 ans. Estomac malade depuis 7 ans ; sensible

toute la journée ; pesanteur, brûlure, crises douloureuses fréquentes.

Au moment des crises, incapable de parler ; en général, profonde tristesse. Cauchemars.

Observation XXIII

M. K..., 49 ans. L'état gastrique remonte à 30 ans : poids sur l'estomac vers 4 heures de l'après-midi et la nuit ; peu d'appétit, gaz, nausées, constipation.

Vertige, pression cérébrale, trouve difficilement les mots.

Observation XXIV

M. B..., 40 ans. Digestions pénibles, gonflement, lourdeur d'estomac, nausées, soif, constipation ; maux de tête.

Tristesse, mémoire diminuée, trouve difficilement les mots.

Observation XXV

Mad. R..., 63 ans. Souffre de l'estomac depuis 45 ans. Lourdeur 5 à 6 heures après le repas, gonflement, étouffement ; inappétence, gaz, constipation, plexus solaire très sensible à la pression.

Vertige et incapacité de parler, au moment de la lourdeur d'estomac.

Hallucinations

Nous avons vu que, pendant le sommeil, le cerveau perdait son pouvoir directeur et qu'il se laissait envahir par la spontanéité et l'automatisme de certaines idées. A l'état de veille, le même fait se reproduit, quand le corps et le cerveau sont dans un mauvais état de santé ; les divers centres psychiques, affaiblis ou irrités, fonctionnent d'une façon subconsciente, lorsqu'ils reçoivent une excitation morbide partie d'un viscère ou de quelque autre partie du corps et ils donnent naissance aux hallucinations, trouble psycho-sensoriel qu'on rencontre dans un grand nombre de maladies, entre autres dans la dyspepsie.

C'est un trouble caractérisé par la croyance à une sensation réellement perçue, alors qu'aucune impression *extérieure* n'est venue agir ni sur le cerveau ni sur les organes des sens. C'est l'objectivation d'une image à laquelle aucun objet *actuel* ne correspond (Rabier).

Leven cite le cas d'un homme de 50 ans, très dyspeptique, qui, à diverses reprises, crut voir sa petite fille écrasée par une voiture ; cette hallucination céda rapidement avec la maladie (1). Il a observé aussi dans son service de l'hôpital Rotschild, un dyspeptique qui avait, chaque jour à 4 heures du soir, des hallucinations dont il ne précise pas la nature ; elles cédèrent cependant quand l'estomac fut guéri.

Alt (2) rapporte l'histoire d'une femme de 39 ans, dyspeptique depuis deux ans, et à laquelle les objets pendus à la muraille semblaient des caricatures et des animaux effrayants.

Maury rapporte que Maxime Simon souffrant de l'estomac vit un jour des œufs sur un plat d'argent.

Lui-même était sujet à de fréquentes hallucinations, quand il éprouvait un malaise quelconque. « Un des jours de février 1862, j'éprouvais des tiraillements d'estomac avec

(1) *Traité des maladies de l'estomac*, p. 357.
(2) *Archiv. für psychiatrie*, p. 422.

une saveur aigre dans la bouche. Quelques instants après, je m'asseois sur mon fauteuil et je tombe dans une torpeur, avant-coureur du sommeil. Le sang me montait au visage. Je vis alors dans une hallucination hypnagogique un plat couvert d'un ragoût à la moutarde d'où s'exhalait une odeur qui me rappela la sensation gustative éprouvée par moi peu auparavant (1). »

Maury cite encore (p. 65) le cas du libraire allemand Nicolaï qui, ayant les yeux ouverts, apercevait des figures d'hommes et d'animaux ; ces hallucinations, qui apparaissaient surtout au sortir de table, au moment où commençait la digestion, finirent par s'associer à des hallucinations de l'ouïe.

La malade de Duchon, (page 103) voyait des bêtes passer devant elle ; prise de peur, elle changeait de chambre et allait trouver sa mère pour que celle-ci la rassurât.

Une autre malade de Duchon, atteinte de dilatation d'estomac, rêvait un jour d'une procession de squelettes ; elle s'éveilla en sursaut et vit autour de son lit les formes qu'elle venait d'apercevoir pendant son sommeil et qui ne disparurent que lorsqu'elle eut allumé de la lumière.

Une autre, âgée de 20 ans ayant toujours souffert de l'estomac (éructations, vomissements) et ayant une dila-

(1) *Le sommeil et les rêves*, p. 65. « Une autre fois, sous l'empire d'une excitation des organes génitaux que j'avais constatée, étant encore éveillé, m'apparut une figure de femme avec les signes d'un hermaphrodite ». *Id.* — Chaque organe suscite dans le cerveau des idées en rapport avec ses fonctions. Cf. jeûne ; expériences de Maury, p. 65.

tation à trois doitgs sous l'ombilic, voyait fréquemment avant de s'endormir, un fantôme blanc couché à terre.

Féré cite le cas d'une femme atteinte d'anorexie nerveuse depuis plus de 10 ans, ne présentant ni stigmates permanents d'hystérie ni mouvements convulsifs et qui, chaque fois qu'elle usait d'aliments trop vinaigrés, voyait rouge pendant quelques minutes. Cette vision rouge était suivie d'une vision vert clair d'une heure de durée. Et, fait digne de remarque, l'odeur du vinaigre ne produit chez elle aucune sensation.

De même, Leven a observé une dame de 45 ans, bien réglée, souffrant de gaz continuels depuis de longues années, qui, pendant une certaine période de sa maladie, voyait du rouge après ses repas.

Seure (1) rapporte l'observation d'une dame chez laquelle les digestions laissaient beaucoup à désirer et qui croyait, à chaque repas, qu'elle allait mourir. « A l'état vertigineux permanent se joignait une singulière hallucination ; lorsque la malade se trouvait assise dans son jardin et qu'elle regardait fixement un tronc d'arbre, il lui semblait que ce tronc prenait progressivement des proportions énormes, à contours mal définis et oscillants. Elle était alors obligée de fermer les paupières, pour se soustraire à ce trouble désagréable de la vision et pour se soustraire aux maux de cœur qui en résultaient... Après avoir essayé en vain de tous les spécialistes : allopathes, homœopathes, électriciens, etc..., ainsi que de toutes les médications ; après bien des péripéties de tout

(1) *Dyspepsie et dyspeptiques*, Paris 1885, p. 122.

genre, Mme X... se mit résolument à un régime hygiénique des plus sévéres et finit par recouvrer petit à petit une santé satisfaisante. »

Le professeur Bouchard a étudié avec soin les hallucinations de la vue qui sont en rapport avec la dilatation d'estomac ; pour lui, elles revêtent surtout une forme solennelle et silencieuse, le malade voit défiler lentement des personnages, des processions religieuses ou civiles. Chez plusieurs dyspeptiques que nous avons interrogés, nous avons pu vérifier qu'ils avaient fréquemment en rêve des visions de ce genre.

Pour M. Bouchard, chez les sujets jeunes, nerveux et impressionnables, les hallucinations peuvent revêtir un caractère plus varié et s'accompagner d'hallucinations auditives ou tactiles.

On rencontre encore souvent, chez les personnes atteintes d'affections de l'estomac, surtout chez les femmes, des hallucinations du goût ou de l'odorat. En dehors des repas et de toute prise d'aliments, elles croient percevoir la saveur de tel ou tel mets, ou bien, quand elles mangent, il leur semble que les plats qu'on leur sert dégagent une odeur de médicaments, elles trouvent salé un morceau de sucre, etc... A d'autres, les parfums les plus agréables semblent dégager de mauvaises odeurs. Macario parle d'une personne qui percevait l'odeur d'échalote, chaque fois qu'elle souffrait de coliques un peu vives.

Un autre genre d'hallucinations qu'on rencontre surtout chez les aliénés est celui qui concerne les organes internes ; ce serait une erreur de croire que ces troubles psycho-sensoriels ne correspondent à aucun trouble physiologique et qu'ils sont purement enfantés par une imagination malade (1). Ball (2) a connu à Bicêtre, dans le service de Moreau de Tours, un paysan alsacien qui croyait avoir son curé dans le ventre et qui accusait une douleur sourde et permanente au côté gauche de l'abdomen ; de temps à autre, quatre curés des paroisses voisines se réunissaient au premier et tenaient un concile, dont le siège était dans la fosse iliaque gauche ; alors, les douleurs prenaient une acuité intolérable. Cet aliéné mourut subitement, étouffé par un bol alimentaire qui s'était engagé dans la trachée. A l'autopsie, on trouva des lésions d'entérite chronique sur le colon descendant, sur une longueur de 10 centimètres, en un point qui correspondait au siège du prétendu concile.

Ball rapporte encore le cas d'une malade d'Esquirol qui croyait aussi avoir un concile dans l'abdomen et qui succomba à une péritonite chronique.

Bayle cite dans sa thèse (3) l'observation d'un malade que lui communiqua le docteur Ramon, ancien interne à l'asile de Charenton. M. T... s'imaginait depuis longtemps qu'on empoisonnait ses aliments, que des gens l'épiaient et qu'il devait succomber à des souffrances cruelles ; il avait de fréquentes coliques avec diarrhée

(1) Régis dit avoir connu à Sainte-Anne un aliéné mélancolique qui prétendait entendre une voix qui montait de son cœur ; à l'autopsie, on découvrit une insuffisance mitrale. De même, les folles qui ont des lésions utérines se plaignent d'être violées.

(2) *Leçons sur les maladies mentales*, 1890, page 82.

(3) *Recherches sur les maladies mentales*, Paris, 1822.

ce qui le confirmait dans son idée. Cet état dura plusieurs années ; puis, les craintes se précisèrent, il crut qu'on l'empoisonnait avec du sublimé ; il disait sentir ce poison courir dans ses veines et traitait les médecins de monstres et d'hypocrites. Un jour, on le trouva étranglé dans sa chambre. A l'autopsie, on découvrit, dans l'estomac, une fourchette d'étain absolument noire, recouverte d'un enduit rugueux ; l'estomac renfermait un fluide grisâtre comme du pus et la muqueuse était fortement enflammée.

Vertige

Un autre phénomène fréquent et pénible, qui fait partie du riche cortège des retentissements psychiques de la dyspepsie, c'est le vertige; nous le plaçons ici, parce que, par certains côtés de son tableau clinique, il se rapproche beaucoup des hallucinations.

Le vertige stomacal, dont Trousseau a donné dans ses Cliniques (1) une description exacte et imagée, débute par une pesanteur ou une sensation de vide dans la tête et un étourdissement ou bien le malade croit voir un brouillard devant lui ; il lui semble que tout tourne autour de lui. S'il est couché, il sent son lit tourner suivant un axe longitudinal ou c'est lui-même qui est entraîné dans ce mouvement de rotation.

La malade de Trousseau, en même temps que ses jambes fléchissaient, sentait la terre s'entr'ouvrir sous elle et était poussée par une force irrésistible vers l'abîme qu'elle

(1) *Cliniques de l'Hôtel-Dieu*, t. III, p. 2.

croyait voir ouvert sous ses pas ; elle poussait des cris de terreur, en priant son fils de la retenir et elle avait pleine conscience de l'erreur de ses sens. En même temps, elle fut prise de nausées, de vomissements, et rendit les aliments absorbés la veille, en même temps qu'une petite quantité de bile. Ce pénible état dura environ dix minutes.

Le vertige se produit à l'occasion d'un simple mouvement du corps et même de la tête seule ou par la vue d'un mur treillagé, d'une file d'arbres ou de colonnes ou d'une étoffe rayée ou à carreaux.

En général, il apparaît de préférence le matin, quand l'estomac est à jeun, ou quelques heures après le repas, au moment où la difficulté de la digestion est à son maximum et où le centre nerveux gastrique adresse au cerveau ou plus exactement au bulbe une excitation morbide par l'intermédiaire du pneumogastrique (Jaccoud, Leven, Robin). Il est ordinairement calmé par l'ingestion d'aliments.

La plupart des auteurs expliquent le vertige par l'anémie cérébrale qui est due à la station debout; sans doute, cette cause joue souvent un certain rôle, mais d'autres fois, elle ne peut être invoquée. Leven cite le cas d'un agronome de 50 ans dont le vertige commençait aussitôt qu'il était au lit et qui fut obligé pendant 18 mois de passer ses nuits dans un fauteuil. Nous-même avons observé tout récemment le cas d'un jeune homme dyspeptique depuis plusieurs années qui, pris de faiblesse et de vertige dès qu'il penchait la tête en avant ou en arrière, alla s'étendre sur son lit en pensant retirer de cette position quelque soulagement; à peine était-il couché qu'il sentit son lit osciller, puis décrire un cercle complet; pris de nausées violentes, il tomba à terre et eut plusieurs vomissements qui marquèrent la fin de la crise.

Hayem et Lyon (1) n'accordent qu'une très faible part à l'estomac dans la production du vertige ; pour eux, il y a le plus souvent altération des organes des sens.

Germain Sée (2) n'admet pas non plus que l'estomac ou l'intestin soit capable de produire le vertige, car pourquoi ce dernier cesse-t-il par l'expulsion de gaz ou l'introduction d'un aliment qui a à peine eu le temps de toucher la paroi stomacale ? La réponse à cette objection est très simple ; c'est parce que l'expulsion de gaz, de même qu'une sueur abondante ou l'émission d'une grande quantité d'urine, marque la fin de la crise d'un centre nerveux ou d'un organe quelconque (colique hépatique, terreur nocturne, gastralgie ou irritation de l'estomac) et qu'un *contact quelconque* exercé sur la paroi stomacale met en branle le plexus solaire qui, à son tour, modifie l'état de fonctionnement du cerveau ou du bulbe. Pourquoi l'introduction du tube de Faucher ou de Debove est-elle capable de provoquer immédiatement une syncope ou une crise nerveuse et pourquoi un simple lavage fait-il cesser *immédiatement* certains troubles psychiques; Cf. observations traduites de Alt, pages 142 et suivantes.

La volonté

« Toute dépression dans le tonus vital, légère ou profonde, fugitive ou durable, a son effet ; et la conscience

(1) *Traité de médecine de Brouardel et Gilbert*, t. IV, p. 302.
(2) *Dyspepsie gastro intestinale*, 1881, p. 115.

de cette dépression est pour nous la première cause de l'aboulie» (Ribot) (1). Or, les états pathologiques capables de produire une dépression vitale sont nombreux ; s'ils ne sont que passagers, le manque de volonté engendré par eux sera un accident sans importance ; s'ils sont permanents, comme cela arrive dans la dyspepsie et dans beaucoup d'autres cas morbides, l'aboulie d'abord intermittente, deviendra de plus en plus fréquente et finira par être permanente.

Tout acte volontaire comprend deux termes : 1° la représentation de l'action à exécuter, état de conscience « qui constate une situation, mais qui n'a par lui-même aucune efficacité ; 2° un mécanisme *psycho-physiologique* très complexe en qui seul réside le pouvoir d'agir ou d'empêcher ». (Ribot), Ce mécanisme, étant complexe est fragile et susceptible de subir quelque dérangement sous l'influence d'une cause morbide souvent minime.

Le malade conçoit un acte, essaie de l'exécuter, mais c'est en vain ; même s'il se fixe une heure pour accomplir tel travail, il ne peut y parvenir, il lui semble qu'une force inconnue l'entoure de toutes parts, pèse sur lui et qu'il aurait comme un poids énorme à soulever, pour exécuter la détermination prise ; il recule de quelques minutes, pour se donner une excuse, puis, le nouveau moment arrivé, il recule encore et ainsi de suite ; il n'arrive jamais à agir. Ou bien, après avoir pris une détermination, il la pèse, il en examine les pour et les contre, il développe chacun des termes, se lance dans des digressions lentes et ramifiées et bientôt, au lieu d'avoir devant

(1) *Maladies de la volonté*, p. 54.

la conscience ce dilemme simple : Ferai-je ou non? il a un nombre infini de possibilités devant lesquelles il reste impuissant et qui le plongent dans une anxiété profonde et angoissante.

Robin (1) cite le cas d'un propriétaire rural, de 50 ans, venu à Paris pour prendre une consultation au sujet de son estomac et qui, pendant deux mois, ne put se décider à défaire sa malle, se demandant s'il retournerait dans son pays ou s'il resterait à Paris.

Il a aussi observé le cas d'un Américain venu à Paris et resté, pendant cinq jours, tout habillé, assis sur sa malle, dans une chambre d'hôtel, sans avoir pu prendre la détermination, pourtant bien banale, de se déshabiller ou de manger. On l'interna dans une maison de santé où son état s'aggrava rapidement ; il demanda lui-même à en sortir. Soumis à un traitement stomacal et nervin, il ne tarda pas à s'améliorer.

Incohérence des idées

Une conséquence de l'aboulie, c'est l'obsession par une idée fixe et l'envahissement de la conscience par des idées incohérentes et par un véritable automatisme psychologique, selon le mot de M. Pierre Janet.

Un trouble survenu dans l'estomac ou dans un viscère quelconque produit une impression morbide sur le cerveau et par suite dans la conscience ; le même trouble, revenant quelque temps après, trouve déjà le siège de la conscience commencé, parce que l'impression précédente

(1) *Les maladies de l'estomac*, fasc. II, p. 677.

a laissé une trace de son passage ; plus cette impression se répétera, plus l'effet produit sera intense et durable et au bout d'un certain temps, un trouble permanent sera constitué.

C'est précisément ce qui arrive dans la dyspepsie ; au début, l'estomac n'envoie au cerveau qu'une excitation morbide intermittente, parce qu'il ne souffre qu'à certains intervalles, tous les phénomènes nerveux étant essentiellement périodiques ; aussi ne se produit-il qu'un trouble passager des facultés intellectuelles. Puis, les souffrances deviennent plus fréquentes et plus vives et l'âme est plus rapidement affectée ; bientôt, la psychopathie devient chronique. Il se forme en effet une association psychique morbide entre l'excitation et son résultat ; le centre cérébral de cette association fonctionne au moindre appel, il se crée une *habitude passive subconsciente.* (Maine de Biran.)

Il arrive fréquemment qu'après un repas et même lorsqu'il semble calme extérieurement, le dyspeptique ne peut se livrer à aucun travail ni s'endormir, parce qu'il n'est pas maître de régler le cours de ses pensées ; il essaie en vain de faire appel à sa volonté pour maîtriser le flot des idées qui se pressent tumultueusement dans son cerveau ; le vouloir, comme les autres fonctions intellectuelles, ne répond pas chez lui à l'appel. Il se tourne et se retourne dans son lit, allume une lumière pour lire et faire diversion au cours de ses pensées, mais il ne peut saisir le sens des mots ou l'enchaînement des idées de l'auteur et, à travers les lignes du livre, son cerveau excité voit une foule de mots incohérents qui n'ont aucun rapport avec sa lecture. Ce n'est qu'à la longue et au bout de plusieurs heures, après avoir passé en revue les moindres événements de la journée et s'être arrêté aux plus futiles possibilités à venir qu'il s'endort et souvent pour tomber en proie à un cauchemar terrible.

Idées fixes. — Dipsomanie

D'autres fois, c'est une idée fixe qui s'implante dans l'esprit du dyspeptique; il est obsédé par l'idée de manger tel ou tel aliment ou de prendre telle ou telle boisson.

Pierre Janet (1) rapporte l'histoire d'une dame de 41 ans qui avait commencé à l'âge de 16 ans à souffrir de maux de tête, de lassitude générale et de *troubles digestifs*; à 28 ans, elle avait la céphalée en casque, mangeait mal et digérait avec peine, elle avait des idées angoissantes et obsédantes. A 37 ans, après une amélioration, tout recommence, « *surtout l'état dyspeptique* » ; un médecin constate une dilatation d'estomac, explique les troubles psychiques par cette affection et met la malade au régime sec dans toute sa rigueur : plus de liquide, un verre à bordeaux de boisson par repas, des viandes grillées, très peu de pain. Ce fut pour elle un vrai supplice et « peu à peu grandit dans son esprit un désir démesuré de manger comme tout le monde et surtout ce qu'on lui défendait », à savoir du café au lait. Un soir, elle n'y tint plus, elle descendit chez une crémière, acheta du lait et se confectionna la boisson qu'elle affectionnait

(1) Névroses et idées fixes, t. II, page 194.

tant, elle mangea en plus un gros morceau de pain ; plusieurs fois, elle commit cet excès. M. Janet dit que l'estomac de la malade ne s'en porta pas plus mal ; mais que ce régime amena chez elle « *les plus singuliers effets moraux* ».

« Le désir du café au lait et du petit pain devint tout à fait obsédant. Cette femme en buvait d'abord une tasse en se couchant, puis deux, trois, quatre; quand elle avait épuisé sa provision, elle restait debout, toute la nuit, dans l'attente angoissée du matin. Pourquoi ? Parce que, le matin, les crémiers ouvraient leurs boutiques et qu'elle pouvait se faire servir un café au lait. Elle n'osait guère, dans une même crémerie, en prendre plus de deux tasses, de peur d'être remarquée; elle sortait, à la recherche d'une autre crémerie, puis d'une troisième et ainsi toute la journée; rentrée chez elle, elle commençait à confectionner du café au lait, en absorbant ainsi vingt ou trente tasses par jour. »

Puis, elle se mit à voler des petits pains.

« En dehors de cette impulsion, sa santé n'est guère altérée ; l'estomac est souvent gonflé et fatigué de ces digestions pénibles, mais les douleurs de tête ont presque disparu, depuis le développement complet de l'idée fixe, comme cela arrive fréquemment.. La mémoire et l'attention ont beaucoup diminué, comme il arrive dans les cas d'obsession de ce genre, mais il n'y a pas d'amnésie nette. En un mot, nous ne pouvons guère parler d'hystérie, il s'agit d'une idée fixe chez une psychasthénique (1). »

(1) M. Janet ne semble pas reconnaître à l'estomac, *qui a commencé et entretenu la maladie*, le moindre rôle dans la genèse de cette idée

Robin (1) a observé un spéculateur étranger, qui avait une réputation d'ivrogne, parce que, *de temps à autre*, il s'adonnait sans limites à la boisson. Pourtant ce sujet ne buvait habituellement que de l'eau à ses repas. Mais, à certains moments, après une période de surmenage intellectuel, apparaissait la crise qu'il sentait venir et qui s'annonçait par une sensation de brûlure à l'estomac et à la gorge et par des renvois aigres. Alors, s'ancrait en lui l'idée de boire du vin rouge, seule boisson qui lui procurât quelque soulagement; mais, plus il en buvait, plus il éprouvait l'irrésistible besoin d'en prendre davantage et il tombait dans des états de complète ivresse. C'est en vain qu'il avait essayé de lutter et qu'il avait donné des ordres pour qu'on ne laissât jamais de vin à sa portée; quand la crise apparaissait, il devenait capable de toutes les ruses pour se procurer la boisson vers laquelle une force invincible le poussait.

Le malade, qui se rendait compte de la succession des phénomènes pathologiques qui se passaient en lui, vint consulter M. Robin, en lui disant de « rechercher s'il n'y avait pas derrière tout cela une maladie de l'estomac, dont les crises correspondaient aux périodes de travail

fixe. Nous n'avons ni l'expérience ni surtout l'autorité suffisantes pour nous permettre de critiquer cette observation; nous dirons seulement que de ce que la malade a suivi sans résultat un traitement gastrique, il ne s'ensuit pas que l'estomac n'ait pas été en cause; le régime sec semble avoir été appliqué ici avec une rigueur excessive. Ce régime ne consiste pas seulement à boire peu et à manger des viandes grillées; il consiste aussi à prendre des légumes, de préférence en purée, des pâtes, des potages épais, des œufs et des fruits cuits. Il a été mal interprété dans le cas présent.

(1) *Les maladies de l'estomac*, fasc. II, page 679.

intellectuel exagéré et venaient alors troubler son cerveau. M. Robin fit le diagnostic d'hypersthénie paroxystique et mit le sujet au *régime lacté* absolu pendant trois mois ; depuis trois ans, *les crises de dipsomanie ont disparu* (1).

Observation XXVI
Idée fixe de nourriture.

Pendant la période de notre externat que nous avons passée chez M. le professeur Cornil, nous avons observé à l'Hôtel-Dieu, salle Saint-Denis, un jeune homme de 22 ans, Adolphe I..., atteint de dilatation gastrique très prononcée ; le clapotage était perçu à quatre centimètres sous l'ombilic, par un simple choc imprimé en arrière à la région *lombaire* gauche, immédiatement en bas des fausses côtes. Ce malade avait commencé à éprouver des troubles de l'estomac vers l'âge de 6 ans ; à 15 ans, il gagnait à peine sa vie et mangeait très irrégulièrement ; après avoir perdu l'appétit et avoir eu des vomissements pendant plusieurs mois, après avoir éprouvé une sensation de morsure à l'hypochondre droit, des douleurs dans le dos et une constipation tenace, il sentit toutes ses facultés défaillir et des idées fixes s'implanter en lui ; il eut ce qu'il appelait, « *une folie de pâtisserie* ». Il mangeait à midi deux ou trois gâteaux appelés chaussons et autant de cornets à la crème ; le soir, un Saint-Honoré tout entier, le tout arrosé de trois ou quatre tasses de thé au déjeuner et de trois tasses de café au dîner. Il se rendait compte des mauvais effets que produisait en lui ce régime, mais ne pouvait s'y soustraire. En juillet 1899, il arrive à peser 83 livres, il n'a plus de tête, il est « comme un hébété, un idiot », pleure la nuit, en rêvant de nourriture ; il voudrait arrêter ses excès, mais en vain ; l'idée fixe de la pâtisserie est

(1) Magnan nie absolument la dipsomanie en dehors des états vésaniques; pour lui, on ne la rencontre, que chez les fous ou les dégénérés. *Leçons cliniques sur la dipsomanie*, 1884.

ancrée dans son cerveau et le pousse comme un automate, pendant dix-huit mois.

Il entre à l'hôpital en février 1900; il prend pour toute nourriture deux litres de lait par jour et un œuf ; au bout de quinze jours, il est très amélioré au point de vue des symptômes psychiques et il ne pense plus à sa pâtisserie.

L'idée fixe, l'obsession chez le dyspeptique peut revêtir un autre caractère. Leven a observé une dame de 28 ans, dyspeptique et nerveuse qui, ayant lu, un jour, qu'un chien enragé avait mordu plusieurs personnes, revoyait ce chien partout où elle se trouvait. Cette idée chronique disparut quand la dyspepsie fut guérie ; mais chaque fois que, dans la suite, elle eut une indigestion ou prit une trop grande quantité d'aliments, cette dame fut de nouveau tourmentée par l'idée du chien enragé.

Féré, dans la *Pathologie des émotions,* rapporte la curieuse observation d'un végétarien, M. S... qui un jour, pendant qu'il déjeunait de choux de Bruxelles, reçut une dépêche lui annonçant la mort de son frère. A cette nouvelle, il ressentit un choc dans la région de l'estomac ; une demi-heure après, il eut un vomissement. Depuis ce jour, la réminiscence de la mort de son frère est rappelée par la vue de choux de Bruxelles *ou par une digestion pénible, quelle qu'en soit d'ailleurs la cause.* (Action primitive du cerveau, réaction consécutive de l'estomac.)

Refus d'aliments

On rencontre encore assez fréquemment, surtout chez les jeunes filles, un symptôme psychique qui touche de près à la vésanie, nous voulons parler du refus d'aliments. Chez certaines, l'appétit fait absolument défaut et, malgré les instances les plus pressantes, les parents ne peuvent arriver à leur faire absorber quoi que ce soit; chez d'autres, qui mangeraient volontiers, les digestions sont tellement pénibles et s'accompagnent d'un tel abattement qu'il survient une véritable phobie des aliments. « Or, ces deux variétés de dyspepsie, d'ailleurs très communes, lorsqu'elles surviennent chez de jeunes sujets prédisposés par des antécédents héréditaires à l'aliénation mentale et rendus plus impressionnables encore par cette perturbation nerveuse profonde qui accompagne l'établissement des fonctions menstruelles, peuvent déterminer, par un enchaînement d'idées facile à suivre, un véritable délire partiel. Vivement impressionnées soit par l'absence d'appétit, soit par les douleurs que la digestion détermine, ces malades arrivent à cette conviction délirante qu'elles ne doivent pas manger ; en un mot, *la névrose gastrique se transforme en névrose cérébrale* (Marcé) (1).

De même Régis dit que le refus d'aliments est un symptôme intimement lié à la dyspepsie et qu'il n'est pas un seul sitiophobe qui ne présente de troubles gastriques.

IDÉES BIZARRES. — DÉLIRE PASSAGER.

Chez les personnes plus âgées, dont le système nerveux a été fortement ébranlé par un violent chagrin ou se trouve héréditairement affaibli, il n'est pas rare de voir certains

(1) *Annales médico-psychologiques*, janvier 1866, page 15.

troubles gastriques déterminer l'apparition d'idées bizarres ou d'un délire passager.

Tostain (1) cite le cas d'un homme de 41 ans qui est sujet à de fréquentes attaques de folie et chez lequel on ne peut trouver *aucune autre cause* qu'une lésion des fonctions digestives ; habituellement, il est honnête, sobre, grand travailleur, mari et père parfait. Pendant les quelques jours qui précèdent la crise, il a la langue blanche et épaisse, l'haleine fétide, il se plaint de ses digestions et d'une douleur à la région épigastrique ; puis, il souffre de la tête, il ne dort plus et ses yeux deviennent rouges. Alors il perd connaissance et entend des démons qui l'entretiennent des infidélités de sa femme.

Seure (2) rapporte l'histoire d'une dame appartenant à une famille fort riche et qui, lasse de toujours éprouver les mêmes malaises et troubles nerveux, à chaque digestion, sans jamais avoir un instant de calme, avait formé le projet bien arrêté de quitter sa maison et les siens, pour entrer à l'hôpital.

Il raconte encore l'histoire d'un homme qui vint sonner un soir fort tard à sa porte, pour lui dire qu'il avait découvert le secret du mal dont il souffrait : sa femme cherchait à l'empoisonner. Il venait demander aide et secours, parce qu'il sentait qu'il allait mourir. Or ce malheureux dyspeptique avait tout simplement l'estomac surchargé par un repas trop copieux qu'il venait de faire et qui était surtout composé de pâté. De

(1) Des sympathies entre le cerveau et l'estomac. *Thèse*, Paris, 1870, p. 84.

(2) *Dyspepsie et dyspeptiques*, p. 161.

plus, sa femme lui avait confectionné une forte tasse d'infusion de camomille qu'il avait absorbée d'un trait et qui avait encore augmenté la surcharge de son estomac.

Bayle rapporte dans sa thèse une observation de manie intermittente, due à une gastro-entérite chronique. Il s'agit d'un sellier de 48 ans, sans antécédents, mais de santé délicate, de son naturel doux et modeste. Il suivait depuis longtemps un régime irrégulier et ne mangeait qu'une fois par jour, à six heures du soir. Au début de septembre, il est pris de nausées, il a la langue blanche et la bouche mauvaise ; il se purge avec cinq pilules de Clérambourg et il prend ensuite du quinquina.

Le 20, il est agité, il se lève, crie qu'on veut l'assassiner et l'empoisonner ; on le conduit à Charenton, on constate qu'il a la langue très rouge et de la diarrhée ; il ressent une chaleur intense à l'épigastre et il éprouve là une forte douleur à la pression ; le pouls est fréquent.

La nuit d'après, accès de manie : loquacité incohérente, il sort de son lit et renverse tout ce qu'il rencontre ; on lui met la camisole de force, des sangsues à la tête et on lui donne comme boisson de la tisane d'orge.

Le lendemain, il est calme, demande pardon, dit qu'il n'est pas maître de lui et que lorsqu'il est sur le point d'avoir sa crise, « il a un goût désagréable dans la bouche, éprouve de fortes nausées et sent quelque chose qui *part de son estomac, remonte à sa gorge et s'empare de sa tête.* »

Quelques jours après, il a encore une crise ; on le met à la diète et à la tisane d'orge. Le 11 octobre, le malade est guéri et demande à retourner dans sa famille.

« Cette observation, dit Bayle, nous offre un exemple de délire sympathique que personne n'oserait révoquer en doute. Le malade était affecté depuis longtemps d'une gastrite chronique, qui est tout à coup exaspérée au plus haut degré par les pilules drastiques et le quinquina qu'on lui a administrés. Dès ce moment, l'irritation de l'estomac retentit dans la plupart des organes : la fièvre, les sueurs, le délire se déclarent. Mais le désordre des facultés a une telle analogie avec l'aliénation mentale essentielle que le malade est déclaré aliéné par les médecins de l'hospice de la Charité. Et en effet, si l'on avait ignoré les circonstances qui avaient précédé et accompagné le délire, il eût été impossible d'en assigner la véritable nature.... Une remarque qu'on ne doit pas laisser échapper, c'est que le malade, à l'invasion du délire, criait qu'on voulait l'empoisonner et le faire périr. »

Willis rapporte l'histoire curieuse d'une dame dont les fonctions nerveuses étaient altérées. Un jour, en mangeant un gâteau, elle éprouva une sensation de brûlure à l'estomac et tomba immédiatement dans un délire sensoriel. Elle croyait que la moitié inférieure de son corps était en feu ; elle se précipita dans la rue en criant qu'elle était damnée et qu'elle ressentait déjà les supplices de l'enfer.

La même crise se reproduisait chaque fois que cette personne ressentait une brûlure à l'estomac.

Leven a communiqué à la Société de Biologie (1) le

(1) Année 1881, p. 275.

cas d'un jeune homme de 32 ans, qui avait des crises nerveuses, d'abord tous les quinze jours, puis de huit en huit jours ; ces crises étaient précédées, durant deux ou trois jours, de maux de tête, d'étourdissements et de vomissements ; elles consistaient en perte de connaissance pendant deux à trois minutes, contracture des membres et des mâchoires ; puis, la syncope cérébrale passée, le sujet se réveillait, parlait d'une façon incohérente pendant une demi-heure et poussait des cris horribles. Ce malade, qui prenait cinq grammes de bromure de potassium par jour, sans résultat, n'eut pas une seule crise pendant les quarante jours qu'il passa à l'hôpital Rotschild et pendant lesquels il suivit un *traitement purement gastrique :* lait, œufs, poisson, viande, trois paquets de phosphate de chaux et de sous-nitrate de bismuth par jour.

D'autres fois, une crise de vomissements, marquant la fin de l'embarras gastrique, fait cesser le délire que celui-ci avait engendré.

Stoll rapporte l'observation d'un jeune chirurgien qui fut pris d'un délire tellement violent qu'on fut obligé de lui garotter les quatre membres pour le conduire à l'hôpital ; là, on pratiqua une saignée sans succès. La langue était d'un blanc verdâtre et la fièvre peu intense ; on administra alors un vomitif et la connaissance revint au malade aussitôt après les vomissements.

De même, Crozant (1) dit avoir vu, pendant son internat à Bicêtre, les plus belles guérisons suivre l'adminis-

(1) De l'embarras gastrique ; *Thèse*, Paris, 1844, p. 88.

tration de l'émétique en lavage. Hufeland a fait la même constatation.

Par contre, dans certains cas, la brusque cessation des phénomènes morbides gastriques est capable de déterminer l'apparition d'un délire passager, qui cesse à son tour, lorsque les symptômes stomacaux réapparaissent ; il y a *balancement pathologique* entre le cerveau et l'estomac, comme le montre l'observation suivante qu'a bien voulu nous communiquer M. le docteur Leven.

Observation XXVII

Mme L..., 48 ans ; 2 enfants morts. A toujours eu un mauvais estomac ; depuis quinze ans, elle vomit presque chaque jour, à la moindre inquiétude qu'elle éprouve et elle a des vertiges au moindre mouvement qu'elle exécute. Elle n'a jamais pu dormir ; toujours très nerveuse, la perte de son mari survenue en 1896 (naufrage de la Ville-de-Saint-Nazaire) a augmenté encore tous ses troubles ; elle a voilé de crêpe les glaces de son appartement pour ne pas se voir ; elle a toujours la mort présente à l'esprit et elle a reçu trois fois l'Extrême-Onction.

En novembre 1900, elle vient consulter M. le docteur Leven qui la met au repos et à un traitement gastrique ; au bout d'une quinzaine de jours, les vomissements qu'elle avait depuis quinze ans cessent. *Le jour même*, la malade tombe dans un délire aigu, elle a des hallucinations de la vue et de l'ouïe, elle voit des hommes qui se noient, assiste à tous les détails de la mort de son mari, entend des cris humains et d'animaux, voit de larges taches sur son lit ; elle prononce des paroles sans suite et se débat, à tel point que plusieurs personnes sont obligées de la maintenir de force au lit.

Cet état dura huit jours ; le huitième jour, les vomissements réapparurent et le délire cessa *brusquement*.

Depuis lors, la malade vomit tous les dix ou douze jours; elle continue le traitement.

Sans doute, il y avait là une prédisposition nerveuse très marquée et un état chronique voisin de la vésanie; mais la crise aiguë a été déterminée par l'estomac, dont l'irritation s'est transmise au cerveau.

Délire chronique. — Folie

Les maladies de l'estomac sont-elles capables de produire un délire chronique, c'est-à-dire la folie ? Y a-t-il une folie sympathique d'origine gastro-intestinale? Nous n'hésitons pas à répondre par l'affirmative, en nous basant sur les faits précédents et sur l'opinion d'un grand nombre d'auteurs.

Sans doute, pour produire la folie, il faut que la dyspepsie trouve une organisation nerveuse fortement déséquilibrée; mais, ne voit-on pas certains chagrins peu importants faire sombrer la raison de certaines personnes et niera-t-on, d'autre part, la folie d'origine génitale? Certe, l'ébranlement nerveux qui part de l'estomac est moins grand que celui produit par le spasme vénérien, mais il est beaucoup plus fréquent, souvent même continu; quoi de surprenant à ce que ce choc nerveux agissant pendant vingt ou trente ans amène un trouble permanent de la raison?

Il n'y a pas loin du reste de l'hypochondrie avec ses phobies et son irascibilité, de l'amnésie, de l'aboulie et des idées fixes à la folie.

Pinel et Romberg ont trouvé les ganglions du grand

sympathique anormalement développés dans certains cas de folie. *Bichat* a vu le ganglion semi-lunaire cartilagineux sur le cadavre d'un homme conduit à l'Hôtel-Dieu pour un accès de manie périodique (1). N'y a-t-il là qu'une simple coïncidence?

Pinel dit qu'en général le siège primitif de l'aliénation mentale est dans la région de l'estomac et des intestins et que, de ce centre, naît une irradiation qui se propage au cerveau.

Selon *Gall*, les folies curables sont d'origine digestive et les incurables d'origine cérébrale.

Dufour rattache la cause de la folie aux plexus nerveux du ventre ; *Prost* à la muqueuse gastro-intestinale; pour lui, les prodrômes consistent souvent en troubles divers se produisant du côté des voies digestives : flatulence, anorexie, éructations, vomissements, diarrhée.

Broussais reconnaît comme cause la plus fréquente de folie les causes morales, puis viennent les ingesta. Pour lui, un fait remarquable, c'est que souvent les causes morales ne produisent la folie qu'après avoir développé et entretenu pendant quelque temps des inflammations gastriques, « comme si l'encéphale avait besoin, chez certains sujets, de la réaction des viscères pour arriver à un haut degré d'irritation » (2).

Beau ne fait pas de difficultés pour accorder un rôle important à l'estomac et secondairement à l'anémie dans la production de la folie.

(1) Régis. — Art. : folie sympathique. *Dict. encycl.*, troisième série, t. XIII.

(2) Broussais. — *Irritation et folie*, page 836.

Toute l'école somatique allemande : *Amelung*, *Friedreich*, *Griesinger*, *Jacobi*, *Nasse*, *Schrœder van der Kolk*, *Vering*, reconnait l'aliénation d'origine digestive.

Au Congrès de médecine mentale tenu à Paris en 1890, *M. Bettencourt Rodrigues*, de Lisbonne, après avoir rappelé l'opinion de *Ellis*, *Guislain*, *Morel*, déclare que chez les aliénés hypochondriaques, « on trouve presque toujours une dilatation d'estomac des plus nettes et incontestable », des troubles dyspeptiques, qui ont précédé d'un temps variable l'explosion de la folie ; il explique le trouble de la raison par auto-intoxication.

Debove et *Rémond*, *Régis* admettent de même la folie gastro-intestinale.

Lambert (1), dans un ordre d'idées encore plus avancées, va même jusqu'à dire, en parlant du délire des persécutions : « Il est souvent préparé par une neurasthénie reposant sur une affection gastro-intestinale, accompagnée de tristesse hypochondriaque. »

(1) Influence des divers troubles de la sensibilité et des idées hypochondriaques sur la genèse et l'évolution du délire des persécutions. *Thèse*, Paris, 1892-93.

Observations.

Nous plaçons ici la plupart des observations que nous avons recueillies et qui n'ont pu trouver place dans le cours de ce travail.

Observation XXVIII (résumée).

Traduite de Alt ; *Archiv. für psychiatrie*, 1892, p. 420.

Anna Gl..., 25 ans, femme d'instituteur ; mère et oncle maternel névrosés. Depuis un an, elle souffre de l'estomac sans cause connue ; elle éprouve constamment une sensation de plénitude, surtout après qu'elle a mangé, des douleurs, un malaise, des nausées sans vomissements, des renvois fréquents ; appétit très diminué, constipation ; douleurs entre les épaules.

Elle est surtout abattue depuis environ 9 mois ; elle ne s'intéresse à rien, désire la mort, médite des pensées de suicide. Elle a fréquemment des états d'angoisse d'une grande intensité et elle pleure beaucoup ; elle se plaint de sa faiblesse continue et de son impuissance à rien faire.

Depuis 14 jours, aggravation prononcée de tous les symptômes ; elle ne mange presque pas du tout, ne dort pas, court en gémissant et en se tordant les mains, ne trouve nulle part de calme ni de repos. Il lui semble qu'elle a commis une mauvaise action et pourtant elle ne se sait coupable d'aucun délit déterminé. De plus, elle éprouve une douleur dans le domaine du nerf sus-orbitaire gauche, à tel point que le plus léger contact lui cause la souffrance la plus grande.

5 juillet 1890. Etat de la malade : femme à l'aspect très angoissé, dans un mauvais état de nutrition, qui gémit et pleure sans cesse et qui est continuellement tourmentée par cette idée qu'elle ne peut plus redevenir bien portante. Il faut de longues exhortations pour la calmer.

La langue est couverte d'un enduit gris sale, pouls petit et rapide, dilatation moyenne de l'estomac qui est fortement sensible à la pression, exagération des réflexes.

Vers le soir, on évacue le contenu stomacal après le repas d'épreuve de Riegel : pas d'acide chlorhydrique libre, acides de fermentation en quantité modérée. *Lavage de l'estomac* à fond ; *peu de temps après, elle se sent bien, pas d'angoisse, pas de douleurs névralgiques.*

On prescrit un lavage quotidien et une nourriture légère. Au bout de trois jours, elle n'a plus de souffrances d'aucune sorte.

Observation XXIX

Traduite de Alt, page 422.

Frédérique O..., 39 ans, hôtellière. Une nièce fut soignée à la clinique pour une psychose à forme dépressive. Mariée à 22 ans, a deux enfants.

Depuis l'âge de 16 ans, troubles de la menstruation ; avant l'apparition des règles, douleurs de tête, nausées, vomissements. A cause de sa mauvaise dentition, elle ne pouvait que très mal mâcher ; mangeait peu de viande.

Début du mal actuel il y a deux ans : pression à l'estomac, angoisse, absence de sommeil. Elle avait souvent des vertiges, de fortes douleurs de tête, des sifflements d'oreille. Peu de temps après le commencement de la maladie, elle eut beaucoup à souffrir d'illusions angoissantes : elle prenait les objets pendus à la muraille pour des caricatures et des animaux effrayants.

Depuis 3 mois, aggravation des symptômes, sans cause ni motifs connus. Elle avait constamment à l'estomac une sensation de pression et de contractions convulsives, souvent des renvois et des vomissements ; dans la tête, la sensation qu'elle allait sauter ; au dos et aux membres, des douleurs déchirantes et de brûlure ; plusieurs fois par jour, survenaient des états de violente angoisse, elle poussait des cris perçants, s'arrachait les cheveux et pensait mourir à chaque instant. Dans les derniers jours, elle ne dormait presque plus du tout et se trouvait dans une angoisse affreuse.

10 juin 1890. Etat actuel : au point de vue physique extérieur, vive exagération du réflexe patellaire, dilatation d'estomac moyenne, avec sensibilité à la pression ; sous le sternum et dans la région du pylore, rien de particulier.

Elle donne force détails pathologiques et se plaint de très fortes douleurs de tête et d'une vive angoisse indéterminée.

Le traitement consista d'abord en repos au lit et compresses sur l'abdomen. L'alimentation se composa de lait, petits pains, bouillon de viande avec vermicelle ou pâtes analogues et d'un peu de viande.

Pendant les deux premiers jours, elle ne se plaignait plus que de pression sur l'estomac, de douleurs de tête, d'oppression dans la région du cœur, de mauvais sommeil. Elle avait entendu dire par les autres malades qu'ils avaient été guéris d'une maladie semblable et elle était pleine de confiance et d'assurance.

Le troisième jour, à midi, repas d'épreuve de Riegel. Deux heures et demie après, éclate tout à coup une crise d'excitation avec angoisse violente. Elle saute hors de son lit, se tordant les mains, se serrant la gorge, s'arrachant les cheveux, se frappant le front et la tête, rugissant : « Mon cerveau est en feu. Je suis tout entière brûlée. Je meurs. » Elle était tout à fait égarée, voyait des bêtes sauvages autour d'elle, et frappait les infirmières qui voulaient la maintenir. Cet état dura deux heures. A l'arrivée du médecin, elle se calma un peu : pouls 108, petit, irrégulier, visage très rouge ; elle pouvait à peine tendre ses mains qui tremblaient. Elle assurait qu'elle était inguérissable, parce que son cerveau, comme elle le sentait très clairement, était en feu ou en eau ; elle voulait aller mourir chez elle.

L'évacuation du contenu de l'estomac fournit une bouillie qui dégage une odeur d'*acides gras* ; pas de réaction du Congo, mais forte réaction de l'acide lactique et de l'acide butyrique. L'estomac est lavé à fond immédiatement à l'eau chloroformée. *Aussitôt après, elle est tout à fait alerte, contente*, travaille avec application. Pouls régulier.

Prescription : lavage quotidien.

Le jour suivant, elle est complètement débarrassée de son angoisse ; la seconde après-midi suivante, angoisse peu prononcée qui disparaît bientôt. Le septième jour, l'estomac était presque entièrement vide 5 heures après le repas de Riegel : le peu de bouillie alimentaire qu'on retira contenait un peu d'acide chlorhydrique libre.

Au bout de 14 jours, elle sort guérie (23 juin 1890).

Observation XXX (*Id.*) Résumée.

M. Tr..., 31 ans, commerçant. Père ayant présenté les mêmes symptômes que lui, vers le milieu de sa vie. Depuis dix ans, il travaille sans trêve ; mange à la hâte et à des heures irrégulières ; pas d'excès de boisson ni de coït. Depuis cinq ans, douleurs d'estomac, manque d'appétit, aversion pour tous les mets, sensation de pression et de brûlure à l'estomac, nausées, douleurs dans le dos, céphalée, vertiges. Violents états d'angoisse pour lesquels il entre et reste six mois dans une maison de santé où on le soigne sans résultats par des douches, du bromure de potassium et de la quinine. Il va ensuite passer trois mois à la campagne où il se promène et prend surtout du lait ; amélioration.

En août 1889, nouveaux états d'angoisse ; il consulte le professeur Rieger, de Würzburg, qui ordonne une diète sévère, l'angoisse disparaît. Le malade cesse le régime.

Depuis quelques semaines l'angoisse se montre de nouveau avec une telle intensité que le patient perd complètement le sentiment et devient maniaque. Il entend, dans ses oreilles, des tintements et des bruits, il a dans la bouche les sensations les plus bizarres, même quand il n'a rien mangé. Il voit des étincelles devant ses yeux, il lui semble qu'on lui frappe la tête avec une planche ; il ne peut plus lire ni s'occuper de ses affaires ni même penser.

Le 27 mai 1890, le patient vient consulter Alt, en disant : « Je suis fou, toqué ; donnez-moi le moyen d'en finir, je n'y tiens plus. » Etat actuel : homme de corpulence moyenne, visage angoissé, tout le corps est agité par un tremblement continu, de même que la langue qui est sale et les muscles de la face ; pouls petit, irrégulier, 128. Réflexes exagérés.

L'estomac est peu dilaté, mais extrêmement sensible à la pression, nombreuses éructations. *L'évacuation* de son contenu fournit un demi-litre de liquide qui ne présente pas la réaction de l'acide chlorhydrique, mais une forte réaction d'acides organiques.

Aussitôt après, le malade dit : « Ma douleur de tête et mon angoisse ont disparu, comme si on avait soufflé dessus » (*rein weggeblasen*). A partir de ce moment, le patient est libéré de son angoisse et très gai. Pendant les 5 jours suivants, lavage à l'eau chloroformée. Alimentation : lait, tapioca et viandes légères ; prescription : pepsine et acide chlorhydrique au repas de midi.

Au bout de 12 jours, le malade se sent si bien que, malgré le conseil de Alt, il quitte la clinique pour se marier et faire son voyage de noce.

Au début, rien ne vient montrer à la jeune femme que son mari est malade. Mais, le 14 juillet, les symptômes gastriques et psychiques précédents réapparaissent et acquièrent en deux jours une violente intensité : le malade vomit tout ce qu'il prend, souffre de brûlure extrêmement forte et de crampes à l'estomac, éprouve des douleurs au dos, des sensations de piqûres et de percement aux extrémités et un mal de tête à devenir fou : il a des battements de cœur et il est en proie à une angoisse indescriptible.

Etat, au 20 juillet : fort tremblement de la langue, du visage et des extrémités : pouls 116, petit, très irrégulier ; le malade est prêt à pleurer, il se fait les reproches les plus amers, parce qu'il s'est marié et a entraîné sa femme avec lui dans le malheur. L'estomac contient des acides organiques.

Prescription : lavage d'estomac avec une solution de sel de Carlsbad ; compresses sur l'estomac ; à l'intérieur, bicarbonate de soude : le matin, un verre d'eau de Carlsbad : diète lactée. Puis, pulpe de viande et Képhyr.

L'angoisse disparaît rapidement, mais le malade se tient quelquefois pendant plusieurs heures immobile, ne pouvant se mouvoir ni ouvrir les yeux.

En août, les symptômes psychiques ont complètement cessé et le malade se croit guéri.

Mais le 1er septembre, *après avoir mangé du pain frais*, il éprouve une violente brûlure à l'estomac et il est réveillé dans la nuit par de fortes douleurs gastriques; il a besoin d'air, il est repris de son angoisse, il devient agressif sans motif, s'emporte contre sa femme qui lui est très chère et la bat. Après cette tempête qui dure deux heures, il tombe, pendant plusieurs heures, dans un état d'immobilité et de fixité mentales. L'évacuation de l'estomac ramène des morceaux de pain.

Le malade avoue sa faute et promet de suivre exactement son régime. Il engraisse de douze livres en deux semaines et sort au bout de quelque temps guéri.

Cette observation est surtout intéressante en ce qu'elle montre deux rechutes surtout psychiques, consécutives à un simple écart de régime et la cessation des symptômes morbides cérébraux produite *immédiatement* par un lavage d'estomac.

Observation XXXI (*Id.*). Résumée.

Clara N...,30 ans, femme de forgeron, père hypochondriaque; a cinq enfants. Souffre de l'estomac depuis trois ans, mauvaise dentition qui ne lui permet pas de bien mastiquer ses aliments.

Dégoût de la vie et crainte de mourir; elle croit qu'elle va avoir telle ou telle maladie et succomber à une apoplexie cérébrale. Elle est constamment angoissée et prête à pleurer ; parfois, et surtout environ trois heures après le repas, elle appelle ses proches pour prendre congé d'eux et leur faire ses dernières recommandations.

Elle a fréquemment des hallucinations et des phobies ; elle n'ose pas monter un escalier, parce qu'elle est persuadée qu'elle sera aussitôt précipitée au bas ; le soir, il faut dépendre tous les objets accrochés au mur de sa chambre à coucher, car chacun d'eux lui semble prendre des formes bizarres. Dès qu'elle ferme les yeux, en état complet de veille, elle voit toutes sortes d'animaux étonnants avec de grosses têtes, des vers d'une taille tout à fait gigantesque ; un jour un squelette géant l'a menacée. Quelquefois, même ayant les yeux ouverts, elle a ces visions.

Dans les derniers jours, les symptômes gastriques et psychiques s'exagèrent : manque d'appétit alternant avec boulimie, pression et brûlure à l'estomac, douleurs au dos, fourmillement dans les membres, céphalée, vertige, sonneries dans les oreilles.

Etat présent : visage déprimé et angoissé ; la malade est convaincue que son mal est incurable ; langue tremblante, pouls 92, petit et irrégulier ; estomac moyennement dilaté, très sensible à la pression dans la région du cardia et du pylore. Réflexes exagérés. L'épreuve du repas de Riegel indique une forte hyperchlorhydrie.

Prescription : repas au lit, compresses chaudes sur l'estomac, diète lactée, peu de viande. Puis 0,30 de rhubarbe en infusion, avec un peu de bicarbonate de soude. Dentier.

Au bout de 3 jours, la malade a l'esprit libre, elle est de bonne humeur et convaincue qu'elle va guérir. Elle éprouve seulement, quatre heures après le repas, un peu de pesanteur à l'estomac et de temps en temps une légère angoisse. Après 14 jours, plus aucun malaise. Elle sort guérie au bout de quatre semaines et demie.

Observations inédites (1).

Pour ne pas répéter, à propos de chacune d'elles, des détails inutiles, nous avons résumé les observations qui vont suivre ; nous avons seulement cité d'une part les symptômes gastriques, d'autre part les symptômes psychiques.

Observation XXXII

Mme W..., 28 ans. Maux d'estomac ; depuis 5 ans, gaz, constipation, appétit conservé ; plexus solaire et point ombilical droit douloureux.

Vertige, peur, tristesse, mémoire et volonté diminuées.

(1) Nous devons ces observations à l'obligeance toute cordiale de M. le Dr M. Leven auquel nous ne voulons pas adresser ici un banal remerciement.

Observation XXXIII

M. S..., 33 ans. — Troubles gastriques remontant à la naissance : inappétence, dyspnée après le repas, vomissements fréquents, dilatation d'estomac, maux de tête, palpitations de cœur.

Cauchemars ; volonté et mémoire diminuées.

Observation XXXIV

Mlle S..., 47 ans. Vomit de l'eau tous les matins ; nausées, sensibilité du ventre, maux de tête.

Vertige, plus de mémoire.

Observation XXXV

Mme A..., 42 ans. Souffre depuis 12 ans de l'estomac ; actuellement, gonflement, brûlure, gaz. Céphalée une demi-heure après chaque repas.

Mémoire et volonté faibles.

Observation XXXVI

M. A..., 34 ans. Boulimie, gaz, estomac dilaté jusqu'à l'ombilic. Facultés diminuées, irritable.

Observation XXXVII

M. L..., 39 ans. Souffre de l'estomac depuis 2 ans ; d'abord brûlure, puis pesanteur se montrant 5 heures après chaque repas et nausées ; enfin, spasme douloureux au même moment, crachotement de liquide aqueux et vomissements bilieux. Actuellement, pesanteur durant 2 heures, se montrant immédiatement après le repas, avec nausées ; sensibilité du plexus et du point ombilical gauche. Constipation.

Vertige, en se levant ; le tantôt, *au moment des souffrances gastriques*, accès de tristesse, d'idées noires, d'aboulie et d'amnésie.

Observation XXXVIII

M. G..., 35 ans. Dyspeptique depuis 8 ans ; toujours estomac lourd, crises douloureuses 2 heures 1/2 après chaque repas, migraines, palpitations de cœur, constipation.

Insomnie, mémoire diminuée, absences.

Observation XXXIX

Mlle C..., 32 ans. Souffre de l'estomac depuis l'âge de 13 ans ; actuellement, deux crises douloureuses par jour, dilatation à 6 centimètres sous l'ombilic.

Cauchemars, elle rêve de nourriture, peu de mémoire, pleure de 2 en 2 jours.

Observation XL

M. L..., 50 ans. Souffre depuis 35 ans de l'estomac ; actuellement sensibilité et dilatation gastriques, maux de tête.

Incapable d'attention, mémoire et volonté diminuées.

Observation XLI

Mlle N..., 47 ans. Souffre de l'estomac depuis 17 ans, douleurs, tiraillements, maux de tête.

Mémoire et volonté diminuées, insomnie.

Observation XLII

Mlle X..., 19 ans ; creux épigastrique sensible, gonflement d'estomac après chaque repas ; tous les 3 jours, *à la fin du repas*, elle perd toute volonté, ne peut se mouvoir, a les yeux fixes durant 1/4 d'heure et pleure.

Observation XLIII

Mme R..., 40 ans. Inappétence, constipation, dilatation d'estomac. Tête vide, trouble des idées, cauchemars, tristesse.

Observation XLIV

M. B..., 30 ans. Dès qu'il a fini son repas, il éprouve un étourdissement ou une migraine ; il a la tête lourde, il est pris de peur, il s'inquiète.

Dilatation d'estomac, inappétence, gaz.

Observation XLV

M. G..., 35 ans. Dyspeptique depuis 10 ans, gonflement 4 heures après le repas de midi.

Vertige fréquent, rêve toute la nuit.

Observation XLVI

M. T..., 55 ans. Dilatation d'estomac remontant à plusieurs années ; aigreurs, lourdeur après le repas.

Irritable, peu de mémoire.

Observation XLVII

M. A..., 45 ans, dyspeptique depuis 10 ans ; lourdeur d'estomac, gaz, constipation.

Obnubilation intellectuelle permanente.

Observation XLVIII

Mme B..., 23 ans. Depuis 4 ans, lourdeur d'estomac, constipation, maux de tête ; dilatation à 10 cm. sous l'ombilic.

Perte de mémoire, de connaissance, idées de suicide.

Observation XLIX

Mme L..., 50 ans. Pesanteur d'estomac depuis 2 ans ; somnolence après le repas, gaz, bâillements.

Sommeil agité, rêverie continuelle ; à 4 heures du soir, est incapable de parler.

Observation L

Mlle D..., 20 ans. Inappétence,gaz, douleurs gastriques intenses après le repas. Estomac dilaté à l'ombilic.

Idées noires, insomnies.

Observation LI

Mlle S..., 19 ans, bien réglée. Dilatation à huit centimètres au-dessous de l'ombilic ; lourdeur d'estomac, soif, appétit conservé, alternatives de constipation et de diarrhée ; maux de tête fréquents.

Triste ; incapable de lire.

Observation LII

Mlle R..., 40 ans. Inappétence, constipation, dilatation d'estomac.

Tête vide. trouble des idées, tristesse, cauchemars.

Observation LIII

M. P..., 28 ans. Souffre depuis six ans de l'estomac : brûlure durant six heures chaque jour, douleur après le repas, soif, gaz, constipation, dyspnée, sensibilité du creux épigastrique et de l'ombilic.

Tristesse, insomnie, mémoire diminuée.

Observation LIV

M. R..., 45 ans. Malaise, étourdissement après chaque repas, gaz, constipation, maux de tête.

Idées noires, tristesse, affaiblissement de la mémoire.

Observation LV

M. M..., 53 ans. Réveillé chaque nuit, à trois heures du matin, par une brûlure à l'estomac ; dilatation à dix centimètres au-dessous de l'ombilic.

Toutes les facultés sont très diminuées.

Observation LVI

M. S..., 24 ans. Régurgitations après chaque repas, lourdeur d'estomac, inappétence, soif, gaz, maux de tête.

Mémoire diminuée, tristesse, cauchemars.

Observation LVII

Mlle L..., 18 ans, réglée à 14 ans. Souffre de l'estomac, surtout depuis deux ans ; gonflement, gaz, inappétence ; dilatation.

Triste, sensation de mort, rêve qu'on l'étouffe.

Observation LVIII

M. B..., 46 ans. Dyspeptique depuis quatre ans ; aigreurs, soif, étouffement, gaz, plexus douloureux.

Peur de mourir.

Observation LIX

M. C..., 44 ans. Souffre depuis 13 ans ; inappétence, lourdeur, gaz.

Sensation d'anéantissement après le repas et mémoire diminuée.

Observation LX

M. G..., 42 ans. Dyspeptique depuis 15 ans.

Vertige, insomnie, se réveille en sursaut ; mémoire et attention faibles.

Observation LXI

Mlle B..., 11 ans 1/2. Crampes d'estomac, gaz, soif, ombilic douloureux à la pression ; maux de tête.

Hallucinations.

Observation LXII

Mme A.., 35 ans. Lourdeur d'estomac après chaque repas, étouffement, dyspnée, brûlure dans le ventre.

Angoisse, peur de mourir, tristesse, cauchemars.

Observation LXIII

M. A..., 26 ans. Souffre de l'estomac depuis sa naissance ; depuis trois ans surtout, symptômes douloureux après le repas ; appétit conservé. Plexus douloureux.

Sent, après chaque repas, que les phénomènes stomacaux montent à la tête ; idées tristes.

Observation LXIV

M. L..., 37 ans. Digestions douloureuses depuis dix ans, gonflement, nausées, gaz.

Vertige, perte de mémoire.

CHAPITRE IX

Pathogénie.

Quel est le mode d'action de l'estomac sur le cerveau ; comment s'opère la genèse des troubles psychiques qu'il provoque ?

Deux théories sont en présence pour répondre à cette question : celle de l'auto-intoxication et celle du réflexe simple.

1° Théorie de l'auto-intoxication

C'est celle à laquelle se rallient la majorité des auteurs. Elle peut se résumer ainsi :

A l'état normal, les produits ultimes de la digestion renferment des principes toxiques : indol, scatol, créatine, etc., mais ces produits ne se forment qu'en quantité modérée et, d'autre part, ils sont réduits, à leur passage dans le foie, à l'état de combinaisons peu nocives qui sont expulsées par l'urine, par la sueur, par la peau et par diverses glandes de l'organisme. L'estomac, organe antiseptique par excellence, en vertu du pouvoir qu'il possède de sécréter un suc acide, capable d'empêcher les fermentations alimentaires et microbiennes, est placé à l'entrée de l'intestin, comme pour épurer les matières alimentaires qui contiennent une flore microbienne trop abondante ou qui sont susceptibles de dégager des gaz toxiques. Son fonctionnement normal est un des modes de protection de l'organisme : pas de fermentations gastro-intestinales, pas d'absorption par le sang de principes nocifs, le cerveau et les autres organes ne reçoivent pas de poisons, il sont à l'état de santé.

Il en est tout autrement dans certaines formes de dyspepsie et surtout dans la dilatation de l'estomac.

Le suc gastrique, perdant de son acidité et étant sécrété en quantité insúffisante, il en résulte une élaboration vicieuse des aliments et une virulence plus grande des microbes introduits en même temps qu'eux dans la cavité gastrique. De plus, il y a dans la dilatation stase alimentaire ; le muscle gastrique, étant affaibli et atone, n'a plus l'énergie suffisante pour chasser son contenu dans l'intestin au bout du temps normal, il le conserve souvent dix ou quinze heures ou quelquefois davantage. Ce résidu alimentaire entre alors en fermentation, il se forme de l'acide lactique, acétique, butyrique, des gaz, des alcools, des acétones, des ptomaïnes, etc. Tous ces produits sont absorbés, passent dans le sang et provoquent des troubles divers du côté des organes ou de la peau ; du côté du cerveau, ils engendrent la céphalée, l'apathie, la tristesse, la perte de mémoire et même la fo.ie, quand leur abondance ou leur nocivité est plus grande. Le foie lui-même, atteint le plus souvent de congestion, perd une partie de son pouvoir anti-toxique.

Examen critique

Cette théorie est généralement admise par tous, sans conteste ; pourtant, elle est passive de plusieurs objections.

Si elle explique certains troubles permanents tels que la céphalée, l'obnubilation intellectuelle, l'accablement, la diminution de volonté et de mémoire, les hallucinations, elle n'explique pas la périodicité intermittente d'autres symptômes ; certains dyspeptiques par exemple ont la migraine tous les huit jours, d'autres tous les deux jours, d'autres éprouvent une lourdeur mentale, dès l'ingestion des premières bouchées, à chaque repas ou seulement au repas du soir ; la plupart des observations que nous rapportons montrent la *soudaineté et l'intermittence* des symptômes psychiques ; comment dès lors les expliquer par une intoxication chronique ?

Comment de même comprendre que dans le cancer de l'estomac, où les produits nocifs sont abondants, on rencontre beaucoup moins de troubles psychiques que dans la dyspepsie simple ?

Il n'est certes pas douteux pourtant que des acides de fermentation se forment dans la dyspepsie. Mais l'organisme ne reste pas inactif vis-à-vis d'eux ; pour Stich, les poisons du tube digestif, en traversant les cellules épithéliales de l'intestin et la paroi des capillaires, subissent des modifications, qui les transforment en produits inoffensifs. Chaque espèce animale a le pouvoir de neutraliser ainsi les toxines qu'elle élabore, mais ces toxines, inoffensives pour l'animal qui les a fabriquées, peuvent, si on les injecte à un animal d'une autre espèce, déterminer des accidents graves.

Et, à côté des cellules de l'intestin, il y a le foie qui, bien qu'atteint dans la dyspepsie, garde une partie de son rôle antitoxique ; il faut que cet organe soit profondément touché pour défaillir à la tâche qui lui incombe. Les globules blancs travaillent eux aussi, avec une ardeur infatigable à la purification de l'organisme ; de plus, les émonctoires naturels servent à l'évacuation des principes toxiques.

Les faits montrent du reste que l'organisme, même lorsqu'il est dans un état de déchéance physique sérieux, est capable de neutraliser les poisons qu'il fabrique. Leven a observé un malade qui, au cours d'une affection dyspeptique grave, puisqu'il en était arrivé à peser 26 kilos, resta pendant 54 jours sans aller à la selle et se rétablit néanmoins ; il se nourrissait, il est vrai, seulement d'une petite quantité de lait, mais aussi il n'urina pendant trois semaines que la valeur d'une tasse par jour ; Gevaert, cité par Mathieu, a observé un petit garçon de 7 ans, qui resta pendant 45 jours, sans aller à la selle ; l'enfant était gai, mangeait avec appétit et l'état général était satisfaisant. Leven a observé encore deux cas de contegionde vingt et quelques jours et un autre de dix-sept.

Si l'acide chlorhydrique a un rôle bactéricide et antifermentescible, les fermentations gastriques doivent être absentes dans les cas de dyspepsie où il y a hyperchlorhydrie. Or les faits montrent qu'il n'en est rien ; sur 200 analyses de contenu stomacal où l'acidité du suc gastrique variait de 2,50 à 3,50, Robin a trouvé 147 fois des acides de fermentation, surtout de l'acide lactique. Von Noorden a constaté que l'acide sulfurique conjugué de l'urine, qui représente l'intensité des fermentations putrides de l'intestin, n'augmente pas dans les dyspepsies avec insuffisance sécrétoire et qu'il se rencontre plus souvent au contraire dans les dyspepsies avec hyperchlorhydrie et dilatation de l'estomac.

Les troubles psychiques sont aussi fréquents dans l'hyperchlorhydrie que dans l'hypochlorhydrie. Le traitement antiseptique, qui consiste à donner à l'intérieur du naphtol, du benzoate de bismuth, de l'acide chlorhydrique, est donc inutile ; il a échoué bien souvent et a même aggravé la maladie dans certains cas où l'estomac, déjà très irrité, ne pouvait supporter le contact de ces médicaments.

Il en est de même du lavage de l'estomac destiné à extraire les principes toxiques gastriques, tant prôné il y a dix ou vingt ans et tombé dans une déconsidération complète. Dans les observations précédentes, un fait frappe, du reste ; c'est que l'amélioration des symptômes psychiques suit *immédiatement* l'évacuation de la cavité gastrique. Or, est-il possible de désintoxiquer un organisme en quelques secondes ? C'est parce que la muqueuse stomacale n'est plus en contact avec des acides qui l'irritent — irritation transmise immédiatement au cerveau — que le lavage est efficace, ou bien parce qu'il soustrait à l'estomac une quantité de liquide pesante et qui tiraille le plexus solaire.

Mais ce ne sont pas seulement les faits cliniques et thérapeutiques qui rabaissent la valeur de la théorie de l'auto-intoxication ; l'expérimentation fournit des résultats analogues.

Debove et Rémond n'ont pas pu intoxiquer des cobayes avec le contenu concentré de l'estomac d'un dyspeptique qui avait de la contracture des membres. Grumprecht est arrivé au même résultat négatif, ainsi que Robin et Küss. Fr. Miller n'a pas été plus heureux, en expérimentant sur des lapins.

Brieger a découvert, dans le contenu stomacal des dyspeptiques, un principe bien défini qu'il dénomme pepto-toxine. Mais on trouve ce composé chimique quand on soumet de la fibrine à l'action du suc gastrique. Alors, pourquoi la pepto-toxine ne déterminerait-elle pas d'accidents chez l'homme sain, si elle en produit chez le dyspeptique (Robin) ?

Hayem et Lyon (1) reconnaissent du reste que les produits toxiques n'existent pas dans tous les cas. Henninger n'a pas trouvé de bases alcaloïdiques dans de grandes quantités de liquide gastrique provenant d'un malade de M. Hayem.

En somme, nous nous croyons autorisé à conclure de cet exposé que la théorie de l'auto-intoxication n'a pas *dans la production des troubles psychiques*, toute la valeur qu'on lui attribue et que les produits qui résul-

(1) *Traité de médecine de Brouardel et Gilbert*, t. IV, p. 304.

tent des fermentations gastro-intestinales ont surtout une action locale irritative sur la muqueuse stomacale, irritation que le plexus solaire transmet au cerveau.

2° Théorie réflexe

Cette théorie, beaucoup moins brillante que celle de l'auto-intoxication, attribue un rôle direct à l'estomac, dans la production des phénomènes morbides cérébraux; c'est le plexus solaire, centre nerveux de l'estomac, qui détermine dans le cerveau une modification correspondante à celle que lui-même subit ; s'il est calme, les idées sont normales, parce que le fonctionnement du centre encéphalique n'est pas troublé ; s'il est irrité d'une façon vive et passagère (indigestion par exemple), il se produit un abattement moral et souvent une perte de connaissance ou bien une exaltation dans le cours des pensées et un délire temporaire ; s'il est irrité d'une façon permanente, s'il n'a jamais un tonus dynamique normal, les fonctions cérébrales sont atteintes d'une façon chronique dans leur vitalité.

Toute modification apportée dans l'état fonctionnel du plexus solaire est transmise au cerveau immédiatement ; voilà toute la théorie réflexe.

Mais cette modification peut s'opérer de deux façons : soit par une action sur la circulation de l'encéphale, soit par une action directe sur les cellules cérébrales.

La circulation cérébrale exerce évidemment une influence considérable sur l'élaboration de nos idées ; pendant la période de veille ou d'activité mentale, les vaisseaux du cerveau sont dilatés; pendant le sommeil, au contraire, il y a anémie.

Un médicament tel que la caféïne, en même temps qu'il accroît la pression artérielle, redonne du ton aux idées. M. Dumas (1) a trouvé la pression augmentée dans la joie et diminuée dans les états de tristesse mélancolique. C'est par un arrêt dans la circulation sanguine du cerveau que Luys a voulu expliquer les courtes manifestations épileptiques qui ne durent qu'un instant, l'obscurité complète du moi conscient. « Témoin ce magistrat se levant tout à coup de son siège de président, pour uriner dans un coin de la salle, en face le public, et retournant gravement à son tribunal, ne se doutant pas du tout de l'acte qu'il venait d'accomplir (2). »

De même, Vulpian et beaucoup d'autres auteurs expliquent le vertige stomacal par un trouble vaso-constricteur survenu dans la circulation cérébrale sous l'influence d'une irritation de la muqueuse gastrique.

En effet, les nerfs qui ont pour rôle de diminuer ou d'augmenter le calibre des vaisseaux, sont issus du système du grand sympathique et l'estomac, en vertu de sa riche innervation, est capable d'agir sur eux d'une façon puissante.

Mais, la modification apportée dans la circulation cé-

(1) La joie et la tristesse, in *Revue philosophique*, 1896.

(2) De Backer.—Des hallucinations et des terreurs nocturnes chez les enfants. *Thèse*, Paris, 1881, page 13.

rébrale agit-elle toujours et d'une façon rigoureuse, sur l'état des fonctions psychiques? A un degré déterminé de dilatation ou de constriction des vaisseaux encéphaliques correspond-il toujours le même degré d'activité mentale? Nous ne le croyons pas et M. Dumas lui-même reconnaît des joies à hypertension et d'autres à hypotension artérielle; il a noté l'hypotension chez des phtisiques qui parlaient avec beaucoup d'optimisme de leur avenir et l'hypertension chez des malades atteints du délire des grandeurs. Il en va de même de la tristesse.

Potain reconnaît que la *même excitation* peut produire *des effets différents*. « Une excitation partie de la membrane muqueuse de l'estomac peut avoir son retentissement sur le cerveau, le poumon, le cœur, le foie, l'intestin, les muscles et la peau, et, dans chacune de ces parties de l'organisme, elle peut, suivant les circonstances, produire des effets différents, voire même opposés, congestions, *ischémie*, *hyperémie*, spasmes, convulsions, paralysies, etc... » (1)

C'est que le système nerveux qui préside à toutes les fonctions de l'organisme est capricieux et qu'en fin de compte son action se réduit à un pouvoir dynamique : calme ou irritation.

Equilibre entre le cerveau et l'estomac, telle est la condition de santé ; dès que la cellule cérébrale est irritée par un chagrin ou un travail intellectuel trop prolongé, cette irritation se transmet au plexus solaire et

(1) Congrès de Rouen, 1883.

l'estomac souffre ; de même, toute excitation normale ou anormale du centre nerveux stomacal modifie immédiatement l'état dynamique de la cellule cérébrale.

Au début de la dyspepsie, alors que l'irritation stomacale est modérée, les troubles psychiques sont peu intenses et apparaissent surtout après les repas ; à la période ancienne de la maladie, alors que le système nerveux gastrique ne parvient jamais à récupérer son état normal, le sujet est plongé dans un état constant d'obnubilation intellectuelle et de mélancolie hypochondriaque : à cette période, la moindre cause est susceptible d'agir puissamment sur les fonctions psychiques ; l'ingestion d'une boisson ou d'une parcelle d'aliment qui n'est pas supporté par l'estomac détermine immédiatement un vertige ou aggrave les troubles mentaux : amnésie, aphasie, etc... Le malade sent très nettement qu'il monte de son estomac vers son cerveau une irradiation néfaste ; cette effluve morbide dure plus ou moins longtemps et laisse une trace plus ou moins durable.

A ce propos, nous plaçons ici la très curieuse observation suivante empruntée à Soula, cité dans la thèse d'agrégation de Sarda (1)

Observation LXIV

Elève de philosophie au lycée Louis-le-Grand, brillant élève, Lasègue fut un des premiers désignés pour affronter les luttes

(1) Des migraines. *Thèse d'agrégation*, 1886.

difficiles du concours général. Le jour du tournoi venu, pensant que l'intervalle compris entre son déjeuner du matin et le repas suivant serait sans doute trop long pour son estomac de 18 ans, il se munit d'une bille de chocolat qui fut croquée sitôt qu'on eut dicté le sujet de la composition. *A peine* avait-il procédé à cette collation, pourtant légère, qu'il ressentit un vif malaise dont l'intensité s'accrut bien vite et atteignit un te point qu'il fut obligé, malgré des regrets cuisants, d'abandonner la partie. C'était un accès de migraine qui ne tarda pas à éclater. A dater du jour où s'était passée cette aventure si malencontreuse pour lui, Lasègue ne put jamais manger un bout de chocolat sans être, *après quelques minutes*, sous le coup d'une crise migraineuse très violente. Son esprit d'observation lui fit pourtant oublier la douleur occasionnée par ces essais volontaires et son expérience personnelle lui permit de constater ce qui suit : cinq ou six ans après son accident, l'accès n'arrivait qu'une demi-heure environ après l'ingestion du malheureux aliment. Dix ans après, c'était une heure qui s'écoulait avant l'apparition des phénomènes morbides ; et, ainsi de suite, le moment de la crise allait en s'éloignant davantage pour finir par disparaître complètement.

C'est qu'à mesure que l'irritabilité cérébrale se calmait, la même excitation gastrique, trouvant un récepteur moins sensible, produisait un effet moindre.

Claude Bernard raconte qu'il avait un ami chez lequel survenait un accès de migraine, toutes les fois qu'il avalait quelques gouttes d'une boisson acidulée.

Nous avons de même observé une de nos parentes qui est prise régulièrement de migraine, dix minutes après l'ingestion d'un massepin ou autre gâteau analogue, et un de nos amis, M. P..., neuro-arthritique qui, durant plusieurs mois, alors qu'il souffrait d'irrégularités cardiaques, de digestions pénibles, de troubles de la vue et d'une irascibilité insurmontable, était pris de vertige *immédiatement* après l'ingestion de la *première* cuillerée de potage ; détail intéressant : il n'éprouvait pas la moindre sensation anormale du côte de l'estomac, au moment de la production de ce vertige.

Observation LXV

Mme X..., 40 ans, dyspeptique depuis plusieurs années et dont le plexus solaire est douloureux à la pression, est prise quatre heures après le repas de lourdeur de tête et pleure. C'est *tous les jours à la même heure* que la crise se montre.

Observation LXVI

Mme V..., 45 ans. Digestion pénible depuis des années ; sensation de brûlure à l'estomac après les repas ; inappétence, sensibilité du point sous-ombilical droit.

Mémoire diminuée ; *pendant la digestion*, idées vagues et sensation de casque sur la tête.

Observation LXVII

Mme G..., 35 ans, bien réglée. A 17 ans, maux d'estomac tous les 15 jours ; à 19 ans, douleurs continues ; à 24 ans, en plus, maux de tête et vomissements. Actuellement, diarrhée et fringales ; prend de la viande six fois par jour.

Tête lourde, fumée devant les yeux ; tristesse noire *pendant les fringales.*

Observation LXVIII

Mme S..., 44 ans, irrégulièrement réglée.

Tiraillements d'estomac ; gonflement, nausées ; soif intense, hoquet, constipation.

Sensation d'anéantissement, *tous les jours à 5 heures du soir* ; vertige, mémoire diminuée.

Ces faits, que le médecin rencontre tous les jours dans sa pratique, ne sont guère explicables par la théorie de l'auto-intoxication ; on les comprend très bien, au contraire, par la théorie réflexe que nous adoptons entièrement et qui explique, en outre, aussi bien les malaises permanents (douleur ou lourdeur de tête continue, affaiblissement des facultés intellectuelles) par irritation chronique des cellules cérébrales. La marche envahissante des phénomènes morbides, s'accorde aussi très bien avec la théorie réflexe : au début, phénomènes cérébraux apparaissant d'une façon intermittente, tous les 15 jours, par exemple, puis, au fur et à mesure que l'irritation cérébrale augmente, tous les 3 jours, tous les jours, avec exaspération au moment des malaises gastriques.

Thérapeutique

Pour guérir les troubles psychiques, il faut supprimer leur cause, c'est-à-dire la dyspepsie. Nous croyons qu'il est utile, pour clore notre sujet, de consacrer quelques paragraphes au traitement de cette affection ; mais nous n'avons pas l'intention de nous livrer préalablement à une étude critique des différentes doctrines thérapeutiques, nous voulons seulement indiquer le traitement qui nous semble répondre à la grande majorité des cas.

On sera sans doute étonné de ne pas trouver ici le traitement différentiel de la dyspepsie nervo-motrice, de l'hypochlorhydrie, de l'hyperchlorhydrie, de la gastro-succorée, de la dilatation avec fermentations abondantes, etc., en un mot des variétés sans nombre de dyspepsie que la plupart des auteurs décrivent de nos jours. Avec Leven, nous dirons que la dyspepsie est une ; sans doute, tous les malades n'éprouvent pas les mêmes symptômes : lourdeur, inappétence, les uns ; brûlure, appétit exagéré, les autres ; augmentation de l'acide chlorhydrique du suc gastrique, constatée par l'analyse chimique, chez certains, diminution chez d'autres; acides de fermentation dans une troisième catégorie. Mais chez tous, c'est le système nerveux stomacal qui règle l'apparition et l'aggravation des phénomènes morbides: n'est-ce pas les filets du grand sympathique qui régissent le fonctionnement des glandes de l'estomac et qui font sécréter un suc gastrique plus ou moins riche et la clinique ne montre-t-elle pas qu'un dyspeptique hyperchlorhydrique aujourd'hui peut être le lendemain hypochlorydrique? N'est-ce pas aussi le plexus solaire qui donne la tonicité aux fibres musculaires de l'estomac et qui régit les mouvements de cet organe, comme il régit la péristaltique intestinale? Et n'est-ce pas lui qui modifie le calibre des capillaires de la muqueuse intestinale et stomacale pour produire la constipation et la diarrhée ou le catarrhe gastrique ?

Capricieux est le système nerveux, bizarre aussi la dyspepsie. Pour la guérir, il faut calmer le système nerveux stomacal et lorsque le plexus solaire aura recouvré son équilibre, les sécrétions gastriques redeviendront normales en quantité et en qualité, les tuniques musculaires retrouveront quelque vigueur, il n'y aura plus de stase alimentaire ni de dilatation, ni de fermentation, ni de spasme du pylore; l'estomac tout entier, parce que toutes ses parties sont solidaires, marchera vers la guérison.

Nous classerons sous trois chefs, et par ordre d'importance, les conditions à remplir par le dyspeptique pour se guérir: 1° le régime alimentaire; 2° le genre de vie; 3° les médicaments.

1° *Régime alimentaire.* — Le régime alimentaire agit d'une façon puissante et répétée sur l'estomac; employé seul, il suffit, la plupart du temps, à guérir la dyspepsie.

Sans lui, jamais la maladie ne s'amendera ; témoin Voltaire, qui fut pendant 50 ans en proie à des souffrances à peu près continues.

Le dyspeptique, en pleine période de sa maladie, alors qu'il éprouve des malaises physiques et mentaux presque constants, devra s'abstenir d'une façon absolue de pain, de vin et de viande, qui stimulent trop fortement le plexus solaire, de pâtisserie, de légumes verts et de fruits crus, qui irritent la muqueuse stomacale ou surchargent inutilement l'estomac. Il devra se nourrir exclusivement de lait, d'œufs, de bouillies, de légumes secs en purée; le café, pur ou mélangé de lait, sera le plus souvent permis, il ne mérite pas l'ostracisme dont il est frappé; comme boisson ordinaire, de l'eau ou une tisane anodine (thé léger, fleurs d'oranger, tilleul, etc..); comme dessert, quelques petits gâteaux secs.

Au bout de quelques semaines de ce régime que le dyspeptique accepte très bien, parce qu'il en retire un soulagement rapide, on permettra le pain grillé, pris en petite quantité (ou mieux des biscottes) et le poisson bouilli; la viande, trois fois par semaine d'abord, une fois par jour ensuite, quand l'estomac sera capable de supporter l'excitation qu'elle lui imprime; on choisira de préférence le poulet, le veau, le jambon maigre, les cervelles, les ris; on évitera soigneusement les viandes noires, le mouton et surtout le bœuf; ce dernier a la réputation d'être de digestion facile parce qu'il séjourne peu dans la cavité gastrique, mais c'est seulement à la faveur d'un travail stomacal intense qu'a lieu ce rapide passage dans l'intestin (Leven) ; or, l'estomac malade ne doit pas fournir une grosse somme de travail, il doit être le plus possible au repos.

Aux purées de légumes, on joindra des pâtes très cuites ; comme dessert, des crèmes, des fruits cuits et certains mets savoureux à base de lait et d'œufs, dont chaque ménagère possède de nombreuses recettes.

Mais ce n'est pas seulement la nature des aliments qui importe, c'est aussi leur mode de préparation ; ils devront toujours être très cuits et exempts de sauce et d'épices, autant que possible. Ce sera même une bonne précaution de toujours hacher la viande ; le beurre, sauf le beurre très frais en petite quantité, devra être exclu de la cuisine.

Au moment des fringales, le malade ne doit pas manger ; s'il prend quelque nourriture, sa faim maladive se calme instantanément et il croit avoir trouvé là un bon moyen de traitement ; c'en est, au contraire, un détestable, car, quelques heures après, la faim reviendra encore plus vive, parce que l'estomac, déjà irrité, l'aura encore été davantage par la viande ou le pain absorbés. Il se passe là un phénomène identique à celui qu'on rencontre dans l'alcoolisme ; le matin, le malade est affligé d'un tremblement qui cesse par l'ingestion d'une nouvelle dose d'alcool, mais plus le sujet boit, d'une façon générale, plus il tremble ; de même aussi, le morphinomane, une fois l'heure de sa piqûre arrivée, tombe dans un état d'angoisse et de besoin, dont peut seule le tirer une nouvelle dose de poison, qui ira ajouter son effet nocif aux doses précédentes.

Le dyspeptique, au moment de sa fausse faim, devra seulement absorber une substance qui calme son estomac : petite tasse d'infusion chaude ou quelques gouttes de laudanum ou un fragment de sucre d'orge, ces moyens réussissent la plupart du temps, n'irritent pas l'estomac et permettent d'attendre l'heure du repas.

2° *Genre de vie.* — Si l'estomac est capable d'amener à la longue des troubles dans tout l'organisme, il subit aussi l'action des autres viscères et de tout le corps.

Dans le traitement de la dyspepsie, il faudra éviter avant tout la fatigue physique et intellectuelle.

Le dyspeptique devra rester une demi-heure ou une heure après son repas, couché ou assis, le corps penché en arrière ; le soir, il ne se trouvera pas mal d'aller se coucher dès qu'il aura mangé. Les courses à pied un peu longues sont contre-indiquées ; on permettra seulement un exercice physique très modéré.

Le travail intellectuel devra lui aussi être réduit, car le cerveau et l'estomac forment un tout indissoluble ; la contention d'esprit nuira au travail de la digestion et à son tour l'estomac réagira sur l'encéphale, aggravant tous les troubles psychiques.

Le dyspeptique usera avec avantage des douches tièdes; l'eau froide lui causera une secousse que son système nerveux ne pourra la plupart du temps pas supporter. De même, l'air et les bains de mer, s'ils réussisent à certains, aggravent l'état de beaucoup d'autres. Un climat doux et tempéré sera préférable aux altitudes un peu élevées et ouvertes aux vents.

Médicaments. — Le dyspeptique devra être très sobre de médicaments ; ce n'est pas avec eux qu'on refait un organisme débilité ni qu'on redonne de l'équilibre à un système nerveux délabré.

Si la maladie est peu ancienne, on prescrira une dose faible de bicarbonate de soude une demi-heure avant le repas, pour stimuler la muqueuse gastrique, ou un demi-verre d'eau de Vichy ; quand l'affection est ancienne, cette médication, qui semble anodine, irritera l'estomac et augmentera les phénomènes de brûlure, etc...

Au moment des crises douloureuses, de gastroxie nerveuse (Rossbach), d'hypersthénie paroxystique (Robin), le malade se trouvera bien de prendre une petite tasse d'infusion chaude ou d'une application de compresses chaudes sur la région épigatrique.

Pour calmer l'irritation chronique de l'estomac, un paquet de 0,20 de craie préparée et de 0,10 de sous-nitrate de bismuth produira de bons effets — ou bien une ou deux gouttes noires anglaises ou quatre à huit gouttes de laudanum de Sydenham — ou 0,20 à 0,30 de phosphate de chaux.

Contre l'inappétence, on pourra employer certains sels à faible dose, pris immédiatement avant le repas : 0,20 à 0,30 de sulfate de soude, ou de chlorure de sodium ou d'iodure de potassium. (Leven.)

Les fermentations et la flatulence ne demandent pas un traitement médicamenteux spécial ; elles disparaissent en même temps que l'irritation de l'estomac et de l'intestin.

Leven a montré qu'une certaine quantité des gaz qui se forment dans la dyspepsie était due à une exhalaison des gaz du sang par les capillaires de la muqueuse dilatés ; il faut alors guérir la muqueuse pour supprimer les gaz, dans la production desquels le genre d'alimentation ne joue peut-être pas un rôle aussi important que celui qu'on lui accorde généralement.

Le charbon n'agit pas tant comme absorbant des gaz que comme topique direct. Les antiseptiques, *à dose suffisante*, ne sont pas exempts de dangers; ils ne font souvent qu'augmenter la dyspepsie.

Le flux aqueux du catarrhe gastrique et de la dilatation stomacale sera diminué par les topiques énumérés plus haut, surtout le phosphate de chaux dont on pourra prendre jusqu'à plusieurs grammes — immédiatement avant le repas.

Le lavage de l'estomac produit généralement d'excellents résultats, à la condition de n'être pratiqué que rarement ou pendant un petit nombre de jours; il calme souvent *instantanément* certains troubles psychiques, comme le montrent certaines observations précédentes ; et cela en débarrassant la cavité gastrique du poids de liquide qui la surchargeait — ou des acides de fermentation qui irritaient la muqueuse et dont l'effet se faisait sentir sur le cerveau.

Un dernier point en ce qui concerne les médicaments : le dyspeptique devra s'abstenir absolument de purgatifs et de vomitifs, qui lui procureront quelquefois une amélioration passagère, après laquelle les malaises reviendront plus intenses — et qui produiront souvent des accidents sérieux : vertige, perte de connaissance. Contre la constipation habituelle, on se contentera de lavements simples et de cataplasmes de farine de lin, appliqués pendant plusieurs heures sur l'abdomen. Il faut respecter avant tout la vitalité des centres nerveux abdominaux.

En suivant ces règles d'hygiène et surtout en s'astreignant à un régime alimentaire continué avec persévérance et sans écart, le dyspeptique verra dès les premiers jours ou les premières semaines du traitement, certains de ses phénomènes morbides gastriques s'amender et en même temps ses troubles psychiques diminueront de fréquence et d'intensité.

Le système nerveux arrivera à récupérer un équilibre permanent et peu à peu le dyspeptique verra s'en aller un à un les symptômes mentaux qui avaient pris possession de lui ; la tristesse, l'hypochondrie, la peur de mourir, l'angoisse, les cauchemars, l'obnubilation intellectuelle, l'amnésie et l'aboulie disparaîtront ; il se reprendra à aimer la vie et il ne pensera plus à la mort qu'il demandait comme terme à ses souffrances, l'affection renaîtra dans son cœur qui était fermé aux joies de l'amitié et de l'amour, son intelligence s'ouvrira au beau et au bien, il redeviendra un être complet et normal, au physique et au moral, c'est-à-dire un homme que lui-même ne soupçonnait pas, à l'époque où son estomac régnait en maître sur sa conscience.

CONCLUSIONS

I. L'estomac est relié anatomiquement au cerveau d'une façon directe par le grand sympathique, d'une façon indirecte par la moelle.

II. Cette union permet de comprendre l'action que le plexus solaire -- à l'état de santé et surtout à l'état de maladie (dyspepsie) — exerce sur les fonctions psychiques.

III. Chaque aliment imprime au plexus solaire une excitation qui lui est propre et qui est immédiatement transmise au cerveau.

L'observation montre que le caractère et l'état psychique des divers peuples et des individus varient avec leur genre d'alimentation.

IV. Inversement, le manque d'aliment (faim) produit chez l'homme sain certains troubles légers ; chez certains dyspeptiques, dont la faim est exagérée, l'absence d'aliment rend le sujet incapable du moindre travail intellectuel et engendre de profondes modifications du caractère.

Le jeûne, fait d'ordre à la fois local et général, détermine l'apparition d'hallucinations et de cauchemars, se rapportant à l'acte de manger.

L'inanition, fait d'ordre général, est capable de produire le délire et la folie.

V. La dyspepsie, dont tous les symptômes si divers sont régis par le plexus solaire, et qui s'installe à la faveur d'un mauvais équilibre héréditaire du système nerveux engendre des troubles psychiques sérieux, d'abord intermittents, puis continus.

Dans le domaine de l'âme affective, on note la tristesse, la mélancolie hypochondriaque, l'irascibilité, l'émotivité, l'angoisse, la peur de mourir, différentes phobies, l'excitation ou la froideur génitale, le suicide.

Dans le domaine de l'âme intellectuelle et volontaire, on trouve les cauchemars, les terreurs nocturnes, l'inattention, l'obnubilation intellectuelle, l'amnésie, l'aboulie, l'aphasie, le vertige, les hallucinations, les idées fixes, le délire aigu, la folie.

VI. La théorie de l'auto-intoxication est impuissante à expliquer certains de ces troubles qui apparaissent ou disparaissent *brusquement* ; l'accord est du reste loin d'être fait sur la valeur à attribuer à la toxicité du contenu gastrique des dyspeptiques.

VII. Au contraire, la théorie réflexe explique à peu près tous les phénomènos morbides ; elle est de plus d'accord avec l'invasion de la maladie et la marche de la guérison qui consistent essentiellement en phénomènes intermittents et périodiques.

VIII. Un traitement, basé sur cette théorie et consistant surtout dans un régime alimentaire sévère, auquel on joindra avec avantage certaines règles d'hygiène, permet au plexus solaire de retrouver sa vitalité et son équilibre ; à mesure que les phénomènes gastriques s'amendent, les troubles psychiques diminuent d'intensité et de fréquence et finissent par disparaître.

BIBLIOGRAPHIE

ALT. — Archiv. für-Psychiatrie, 1892.

ARÉTÉE. — Traité des signes, des causes et de la cure des maladies aiguës et chroniques. Traduction Dr Renaud, 1834.

AUBEY. — Des faits qui prouvent l'existence d'une relation sympathique entre le cerveau et l'estomac. Thèse de Paris, 1848.

AUGEY. — Essai sur les sympathies qui ont rapport à la médecine. Thèse de Paris, 1825.

AZAM. — Le caractère dans la santé et la maladie, 1887.

BALL. — Leçons sur les maladies mentales, 1890.

BAYLE. — Recherches sur les maladies mentales. Thèse de Paris, 1822.

BEAU. — Traité de la dyspepsie, 1866.

BEAUDRY. — Essai sur les hallucinations. Thèse de Paris, 1833.

BERNARD. — Des attentats à la pudeur sur les petites filles. Thèse de Lyon, 1885-86.

BERNARD (Claude). — Physiologie et pathologie du système nerveux, 1858.

BETTENCOURT. — Congrès international de médecine mentale (Paris, 5-10 août 1889).

BEYRAND. — Terreurs nocturnes chez les enfants. Thèse de Paris 1899-1900,

Blanc. — De l'influence des aliments sur le physique et le moral de l'homme. Thèse de Paris, 1819.

Blanc Champagnac. — Essai pathogénique et thérapeutique sur la dilatation de l'estomac et sur son influence dans la neurasthénie (déséquilibrés du ventre). Thèse de Paris, 1889-90.

Bouchard. — Leçons sur les auto-intoxications dans les maladies, 1885.

— Thérapeutique des maladies infectieuses, 1889.

Bouchut. — Histoire de la médecine, 1878.

Bouveret. — Traité des maladies de l'estomac, 1893.

Brierre de Boismont. — Du suicide, 1856.

Brillat Savarin. — Physiologie du goût, 1890.

Brochard. — Des causes de l'hypochondrie. Thèse de Paris, 1842.

Broussais. — De l'irritation et de la folie, 1828.

Brun. — De l'agoraphobie. Thèse de Lyon. 1898-99.

Cabanis. — Rapports du physique et du moral, 1802.

Carlet. — Article : Faim. Dictionnaire encyclopédique des sciences médicales, 4me série, t. i, 1877.

Chomel. — Des dyspepsies, 1857.

Chardon Fleuret. — Influence des maladies infectieuses sur le développement des maladies mentales. Thèse de Lille 1889-90.

Debove et Rémond. — Traité des maladies de l'estomac.

De Crozant. — De l'embarras gastrique. Thèse de Paris, 1844.

De Fleury. — Introduction à la médecine de l'esprit, 1897.

De Fursac. — Revue philosophique, décembre 1900. Comptes rendus des travaux récents sur les sensations internes.

Descartes. — Tome IV des œuvres publiées par V. Cousin. Les passions de l'âme.

Devay. — Contribution à l'étude de la dilatation d'estomac et des troubles psychiques qu'elle provoque. Thèse de Lyon, 1891-92.

DONNÉ. — Du rôle que jouent les sympathies dans les maladies Thèse d'agrégation, 1835.

DUJARDIN-BEAUMETZ. — L'hygiène alimentaire, 1889.

DUMAS. — Les états intellectuels dans la mélancolie. Thèse de Paris, 1894.

— La joie et la tristesse. Revue philosophique, 1896, nos 6, 7, 8.

DUCHON-DORIS. — De quelques troubles cérébraux liés à la dilatation d'estomac. Thèse de Paris, 1886-87.

DUPRÉ-LEFEBVRE. — De l'épilepsie d'origine gastrique. Thèse de Lille, 1897-98.

ELLIS. — Traité de l'aliénation mentale. Traduction Archambault, 1840.

FÉRÉ. — La pathologie des émotions, 1892.

FERREIRA FRANCA. — Essai sur l'influence des aliments et des boissons sur le moral de l'homme. Thèse de Paris, 1834.

FEYAT. — De la constipation et des phénomènes toxiques qu'elle provoque. Thèse de Lyon, 1889-90.

FLAUBERT. — Salammbô.

GEORGET. — Physiologie du système nerveux et spécialement du cerveau, 1821.

GRANCHER, COMBY et MARFAN. — Traité des maladies de l'enfance, t. II et IV.

GRANGE. — Essai sur les névroses de l'estomac. Thèse de Paris, 1845.

GRIESINGER. — Traité des maladies mentales. Traduction Doumic, 1869.

GUÉGUEN. — Quelques idées sur la diète et ses fâcheux effets pour l'homme soit en santé soit en maladie. Thèse de Paris, 1836.

GUILLEMANT (Lucien). — Histoire de la Bresse Louhannaise (Les temps anciens et le moyen âge), 1892.

HAMON (L.). — De quelques chronogastrics. Thèse de Paris, 1851.

Hayem et Lyon. — Maladies de l'estomac, in Traité de médecine de Gilbert et Brouardel, t. iv.

Hecht. — Article : sympathies. Dictionnaire encyclopédique des sciences médicales, 1883, 3e série, t. xiii.

Hein. — Contribution à l'étude de la dyspepsie chez les neurasthéniques. Thèse de Paris, 1892-93.

Henoch. — Berliner Klinische Wochenschrift, 1883, n° 22.

Herzen. — Le cerveau et l'activité cérébrale, 1887.

Janet Pierre. — L'automatisme psychologique, 1889.

— Névroses et idées fixes, 1898.

Krishaber. — Névropathie cérébro-cardiaque, 1873.

Lambert. — Influence des divers troubles de la sensibilité et des idées hypochondriaques sur la genèse et l'évolution du délire des persécutions. Thèse de Paris, 1892-93,

Lamiable. — De la dyspepsie. Thèse de Paris, 1855.

Lassignardie. — Essai sur l'état mental dans l'abstinence. Thèse de Bordeaux, 1897-98.

Leblanc. — Dissertation sur l'hypochondrie. Thèse de Paris, 1826.

Lepeytre. — Des faits qui prouvent l'existence d'une relation sympathique entre l'estomac et le cerveau. Thèse de Paris, 1840.

Le Siner. — De l'hypochondrie. Thèse de Paris, 1841.

Letulle. — Troubles fonctionnels du pneumogastrique. Thèse d'agrégation, 1883.

Leven. — Traité des maladies de l'estomac, 1879.

— Estomac et cerveau 1884.

— La névrose, 1887.

— Système nerveux et maladies, 1893.

— Société de biologie, 1881 ; pages 299 et 375.

Loiseau. — De la folie sympathique. Thèse de Paris, 1856.

Louyer Villermay. — Traité des maladies nerveuses ou vapeurs et particulièrement de l'hystérie et de l'hypochondrie, 1816.

MAINE DE BIRAN. — Œuvres philosophiques : édition Cousin, t. IV.

MALEBRANCHE. — De la recherche de la vérité, 1726.

MAGNAN. — Leçons cliniques sur la dipsomanie, 1884.

MARCÉ. — Annales médico-physiologiques, janvier 1880.

MATHIEU. — Traité des maladies de l'estomac et de l'intestin, 1901.

MAURY. — Le sommeil et les rêves, 1878.

MAYER (A.).— — Essai sur la soif, ses causes et son mécanisme Thèse de Paris, 1899.

NICOLAIDÈS. — Essai sur la sensibilité, l'intelligence et la volonté considérées dans leurs rapports avec la médecine et la morale. Thèse de Paris, 1833.

PINEL. — Traité médico-philosophique sur l'aliénation mentale 1809.

PLATON. — Timée, traduction Cousin

POTAIN. — Congrès de médecine (Rouen 1883)

RAPHÉLY. — Essai sur les phénomènes psychiques de nature mélancolique liés aux troubles fonctionnels du foie. Thèse de Lyon, 1889.

RAYMOND. — Des dyspepsies. Thèse d'agrégation, 1878.

RÉGIS. — Manuel pratique de médecine mentale. 2e édition 1892

— Art. : Folie sympathique. Dictionnaire encyclopédique des sciences médicales 1883 ; 3e série, t. XIII

RIBOT. — Les maladies de la volonté, 1888

— Les maladies de la mémoire, 1888.

— Psychologie de l'attention, 1889.

— Psychologie des sentiments, 1896.

— Préface de « Le caractère dans la santé et dans la maladie » de Azam, 1887.

RICHET. — L'homme et l'intelligence, 1884.

— Cours inédit de physiologie, 1898-99.

ROUBINOVITCH et TOULOUSE. — La mélancolie. 1897.

ROULLEAUX. — Des rêves. Thèse de Paris, 1833.

Robin. — Les maladies de l'estomac ; 1er et 2e fascicules, 1900.

Roux Joanny. — La faim. Compte rendu in Revue philosophique, décembre 1900.

Rueff. — Troubles nerveux d'origine gastrique. Thèse de Paris, 1880.

Sarda. — Des migraines, Thèse d'agrégation, 1886.

Sennert. — Opera. Lyon, 1676.

Sée Germain. — Dyspepsies gastro-intestinales, 1881.

Séglas. – Des auto-intoxications dans les maladies mentales. (Archives générales de médecine. 1893, t. II.)

Seure. — Dyspepsie et dyspeptiques, 1885.

Tissié. — Les rêves. Physiologie et pathologie, 1890.

Tolstoï. — La mort d'Ivan Iliitch. Traduction Halpérine, 1886.

Tostain. — Des sympathies entre le cerveau et l'estomac, Thèse de Paris, 1870.

Toulouse. — Les causes de la folie, 1896.

Trastour. — Les déséquilibrés du ventre : entéroptosiques et dilatés, 1889.

Turquet. — Dyspepsie et neurasthénie ou de la neurasthénie dyspeptique. Thèse de Paris, 1898-99.

Van Gehuchten. — Anatomie du système nerveux de l'homme. 3e édition, Louvain, 1900.

Van Helmont. — Opera, 1667.

— Traduction Jean le Conte, 1671.

Voltaire. — Lettres.

Weil. — Des vertiges. Thèse d'agrégation, 1886.

Whytt. — Les vapeurs et maladies nerveuses, hypochondriaques et hystériques. Traduction Lebègue de Presle, Paris 1777.

TABLE DES MATIÈRES

INTRODUCTION.............................. 13

PREMIÈRE PARTIE

Chapitre I. — Historique........................... 17
Chapitre II. — Relations anatomiques entre le cerveau et l'estomac. Système nerveux gastrique............ 35
Chapitre III. — Equilibre cérébral et viscéral. Importance du plexus solaire.......... 41
Chapitre IV. — Le régime alimentaire et le caractère des individus et des peuples................ 45
Chapitre V. — Influence de la faim, du jeûne et de l'inanition.................................... 57

DEUXIÈME PARTIE

Chapitre VI. — Priorité de l'estomac ou du système nerveux dans la production des troubles psychiques. 77
Chapitre VII. — Troubles produits par la dyspepsie dans le domaime de l'âme sensitive................. 80
Tristesse. mélancolie hypochondriaque........... 81
Caractère................................ 84

Emotivité 87
Angoisse, phobies, agoraphobie 91
Suicide 96
Excitation génitale 99
CHAPITRE VIII — Troubles produits dans l'âme intellectuelle et volontaire 101
Rêves, cauchemars, terreurs nocturnes 101
Intelligence. Attention 106
Mémoire 109
Aphasie transitoire 110
Mutisme. Difficulté à trouver les mots 114
Hallucinations 116
Vertige 122
Aboulie 124
Incohérence des idées 126
Idées fixes. Dipsomanie 128
Refus d'aliments 132
Idées bizarres. Délire passager 133
Délire chronique. Folie 139
OBSERVATIONS 142
CHAPITRE IX. — Pathogénie 156
Théorie de l'auto-intoxication 156
Théorie réflexe 162
CHAPITRE X. — Traitement 169
CONCLUSIONS 177
BIBLIOGRAPHIE 181

IMPRIMERIE DEVERDUN, BUZANÇAIS (INDRE).

ERRATA

Page 9.		*Au lieu de* : PÈRE	*Lire* : FRÈRE
— 31,	*ligne* 27,	— idées, est	— idées est
— 32,	— 1,	— devaientellesaussi retentir	— devaient, elles aussi, retentir
— 42,	— 3,	— dégrés	— degrés
— 51,	— 1,	— effet	— effets
— 55.	— 6,	— variations, du caractère	— variations du caractère,
— 63,	— 16,	— JEUNE	— JEÛNE
— 65,	— 10,	— «	— (
— 66,	— 2,	— »	—)
— 86,	— 1,	— informez vous si le récipiendaire de	— si le personnage à qui s'adresse
— 91,	— 25,	— extrême-onction	— Extrême-Onction
— 103.	— 23,	— page 85	— page 86
— 106,	— 28,	— *id.*	— *id.*
— 108,	— 10,	— sont	— seront
— 117,	— 18,	— cédèrent cependant	— disparurent
— 121,	— 14,	— colon	— côlon
— 131,	— 1.	— cerveau	— cerveau »
— 131,	— 29,	— rencontre, que	— rencontre que
— 139,	— 19,	— Certe	— Certes
— 140,	— 30,	— 836	— 336
— 149,	— 6,	— repas	— repos
— 119,	— 22,	— maux d'estomac ; depuis 5 ans,	— maux d'estomac depuis 5 ans :
— 155,	— 7,	— lc	— le
— 158,	— 5,	— passive	— passible
— 159,	— 27.	— contagion	— constipation
— 166,	— 7,	— te	— tel
— 173,	— 12,	— Dans le traitement	— C'est pourquoi dans le traitement
— 174,	— 3,	— *Médicaments*	— 3° *Médicaments*

www.ingramcontent.com/pod-product-compliance
Ingram Content Group UK Ltd.
Pitfield, Milton Keynes, MK11 3LW, UK
UKHW021044200726
13857UKWH00003B/817

9 782011 772664